卫生统计图表制作
R 高级教程

主编　郭明才　何　漪　于红卫　张晓云
　　　薄其贵　曹媛媛　丁玉菊　张义成

中国海洋大学出版社
·青岛·

图书在版编目（CIP）数据

卫生统计图表制作 R 高级教程 / 郭明才等主编. --
青岛：中国海洋大学出版社, 2023.12
ISBN 978-7-5670-3736-6

Ⅰ. ①卫… Ⅱ. ①郭… Ⅲ. ①程序语言–应用–卫生
统计–教材 Ⅳ. ①R195.1–39

中国版本图书馆 CIP 数据核字（2023）第 247059 号

卫生统计图表制作 R 高级教程

WEISHENG TONGJI TUBIAO ZHIZUO R GAOJI JIAOCHENG

出版发行	中国海洋大学出版社		
社　　址	青岛市香港东路 23 号	邮政编码	266071
出 版 人	刘文菁		
网　　址	http://pub.ouc.edu.cn		
电子信箱	1774782741@qq.com		
责任编辑	邹伟真	电　　话	0532-85902533
印　　制	日照报业印刷有限公司		
版　　次	2023 年 12 月第 1 版		
印　　次	2023 年 12 月第 1 次印刷		
成品尺寸	185 mm × 260 mm		
印　　张	16.5		
字　　数	375 千		
印　　数	1~500		
定　　价	78.00 元		

编委会

主　编　郭明才　何　漪　于红卫　张晓云

　　　　　薄其贵　曹媛媛　丁玉菊　张义成

副主编　孙枫林　郭廷敏　孙　璞　吕晓静

　　　　　杜培莲　毕志刚

编　委　（按姓氏笔画排序）

　　　　　丁玉菊　青岛市即墨区疾病预防控制中心

　　　　　于红卫　青岛市疾病预防控制中心

　　　　　吕晓静　青岛市疾病预防控制中心

　　　　　孙枫林　青岛市疾病预防控制中心

　　　　　杜培莲　沂源县南鲁山卫生院三岔分院

　　　　　毕志刚　山东省淄博市桓台县索镇耿桥卫生院

　　　　　孙　璞　沂源县疾病预防控制中心

　　　　　何　漪　淄博市疾病预防控制中心

　　　　　张义成　枣庄市疾病预防控制中心

　　　　　张晓云　沂源县悦庄中心卫生院

　　　　　郭明才　山东省疾病预防控制中心

　　　　　郭廷敏　聊城市疾病预防控制中心

　　　　　曹媛媛　淄博市张店区疾病预防控制中心

　　　　　薄其贵　利津县中医院

学术总监　郭明才

前　言

统计图表是呈现数据分析结果的重要工具，也是反映科研论文品质的核心指标。如今 *Science*、*Nature*、*Cell* 等国际顶级期刊对论文配图的要求越来越严格，SCI 期刊审稿专家对于不符合规定要求的插图常持一种排斥态度，如果一篇文章中的插图质量达标，更容易促成审稿人对投稿论文的认可。

本书主要介绍基于 R 语言的直方图、箱线图、山峦图、条形图、散点图、折线图、主题地图和基线特征表等常见统计图表的绘制与美化方法、配色方案以及 *Nature*、*Cell* 等杂志文章插图的复原与模拟，目的是教会读者使用 R 语言数据可视化工具，为科学研究工作和论文撰写奠定坚实的基础。认真读完本书后，读者将掌握 R 语言数据可视化的精华，并能够熟练使用各种绘图方法来解决科研工作和论文写作的难题，使论文插图顺利达到目标期刊的要求。

对于疾控系统的各级各类专业技术人员，本书是一本实用的指导手册，读者可以方便地找到与科研工作或论文撰写相关的各种统计图表的绘制方法。本书也可供其他领域的科研工作者以及相关专业高校学生参考。

书中引用了一些公开发表的文献资料，在此不能一一列举，谨向这些文献的原作者表示谢意。

在本书的编写过程中，限于编者的学识，疏漏在所难免，恳请各位专家和同行指正。

编　者
2023 年 9 月 9 日于济南

目　录

第一章 直方图

直方图是展示连续变量分布的一种可视化方法。创建直方图的变量 x 是一个由连续变量组成的向量。在 x 轴上将连续变量的值域分割为一定数量的区间,即对 x 轴进行等宽分箱。y 轴表示连续变量在不同区间的频数或频率。

本章数据来源:NHANES 包 NHANES 数据集。

本章使用 R 包:ggplot2,ggstatsplot,ggthemes。

第一节   频数分布直方图

1. 频数分布直方图(缺省参数)

```
library(tidyverse)
## -- Attaching packages ----------------------- tidyverse 1.3.2 --
## v ggplot2 3.3.6      v purrr    0.3.4
## v tibble  3.1.7      v dplyr    1.0.10
## v tidyr   1.2.0      v stringr  1.4.1
## v readr   2.1.2      v forcats  0.5.1
## -- Conflicts ------------------------- tidyverse_conflicts() --
## x dplyr::filter() masks stats::filter()
## x dplyr::lag()    masks stats::lag()
library(NHANES)
NHANESsub <- na.omit(NHANES [, c(3, 4, 5, 17, 20)])
ggplot(NHANESsub, aes(Height)) +
  geom_histogram()
```

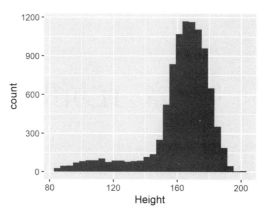

图 1-1 0~80 岁人群身高频数分布直方图(缺省参数)

2. 设置直方图条柱的数量(bins = 20)

geom_histogram()函数默认直方图条柱的数量为 30。由于直方图对条柱数量敏感,应该探索多个条柱数量,以找到最佳的条柱数量来说明数据中的故事。

设置直方图条柱数量,使用参数 bins。

```
ggplot(NHANESsub, aes(Height)) +
  geom_histogram(bins = 20)
```

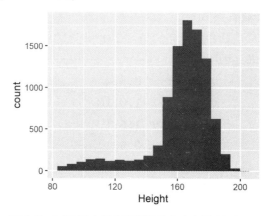

图 1-2 0~80 岁人群身高频数分布直方图(bins=20)

3. 定义直方图条柱填充颜色和边框颜色

定义直方图条柱填充颜色使用参数 fill,定义直方图条柱边框颜色使用参数 color。

```
ggplot(NHANESsub, aes(Height, fill = '#36B34A')) +
  geom_histogram(color = 'black', fill = '#2AC643')
```

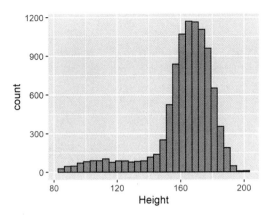

图1-3 0~80岁人群身高频数分布直方图(条柱使用绿色填充,边框为黑色)

4. 添加均值线或中位数线

服从正态分布的连续变量,添加均值线;不服从正态分布的连续变量,添加中位数线。

```
ggplot(NHANESsub, aes(Height, fill = '#36B34A')) +
  geom_histogram(color = 'black', fill = '#2AC643') +
  geom_vline(
    xintercept = round(median(NHANESsub$Height), digits = 2),
    linetype = 2, color = "red", cex = 1) +
  annotate('text', x = 178, y = 1196, label = 'median=166',
    size = 4, color = 'black')
```

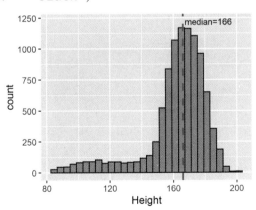

图1-4 0~80岁人群身高频数分布直方图(添加中位数线)

5. 更改坐标轴标签

将图1-1的y轴标签修改为"Count",x轴标签修改为"Height(cm)"

```
ggplot(NHANESsub, aes(Height)) +
  geom_histogram() +
  labs(x = 'Height(cm)', y = 'Count')
```

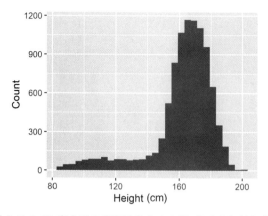

图 1-5 0~80 岁人群身高频数分布直方图(修改坐标轴标签)

6. 绘图主题

绘图主题主要用于调整图表的细节,包括图表背景颜色、网格线的间隔与颜色等。主题的添加方式为图层叠加,如需要添加主题,用基础图形 + 主题图层,不同的主题名称见图形左上方。

(1)ggplot2 主题

①默认主题

```
NHANESsub <- na.omit(NHANES [, c(3, 4, 17, 20)])
ggplot(NHANESsub, aes(Height)) +
  geom_histogram() +
  labs(title = "theme_grey()")
```

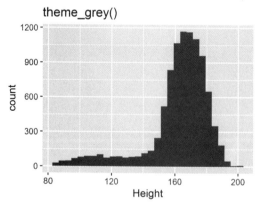

图 1-6 0~80 岁人群身高频数分布直方图(默认主题)

②theme_gray()主题

```
ggplot(NHANESsub, aes(Height)) +
  geom_histogram() +
  theme_gray() +
  labs(title = "theme_gray()")
```

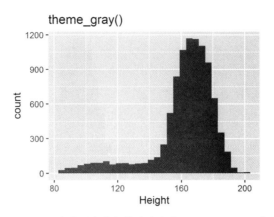

图 1-7　0~80 岁人群身高频数分布直方图(theme_gray 主题)

③theme_bw()主题

```
ggplot(NHANESsub, aes(Height)) +
  geom_histogram() +
  theme_bw() +
  labs(title = "theme_bw()")
```

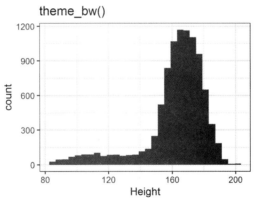

图 1-8　0~80 岁人群身高频数分布直方图(theme_bw 主题)

④theme_linedraw()主题

```
ggplot(NHANESsub, aes(Height)) +
  geom_histogram() +
  theme_linedraw() +
  labs(title = "theme_linedraw()")
```

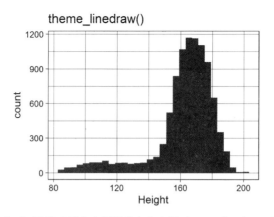

图 1-9　0~80 岁人群身高频数分布直方图(theme_linedraw 主题)

⑤theme_light()主题

```
ggplot(NHANESsub, aes(Height)) +
  geom_histogram() +
  theme_light() +
  labs(title = "theme_light()")
```

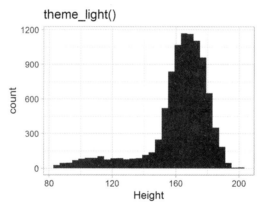

图 1-10　0~80 岁人群身高频数分布直方图(theme_light 主题)

⑥theme_dark()主题

```
ggplot(NHANESsub, aes(Height)) +
  geom_histogram() +
  theme_dark() +
  labs(title = "theme_dark()")
```

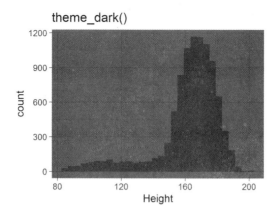

图 1-11 0~80 岁人群身高频数分布直方图(theme_dark 主题)

⑦theme_minimal()主题

```
ggplot(NHANESsub, aes(Height)) +
  geom_histogram() +
  theme_minimal() +
  labs(title = "theme_minimal()")
```

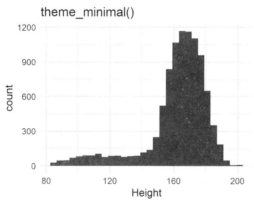

图 1-12 0~80 岁人群身高频数分布直方图(theme_minimal 主题)

⑧theme_classic()主题

```
ggplot(NHANESsub, aes(Height)) +
  geom_histogram() +
  theme_classic() +
  labs(title = "theme_classic ()")
```

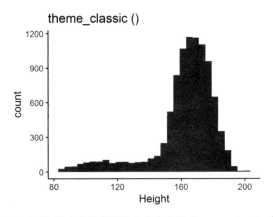

图 1-13 0~80 岁人群身高频数分布直方图(theme_classic 主题)

⑨theme_void()主题

```
ggplot(NHANESsub, aes(Height)) +
  geom_histogram() +
  theme_void () +
  labs(title = "theme_void ()")
```

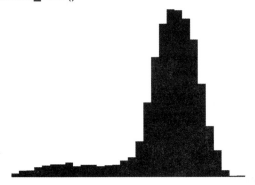

图 1-14 0~80 岁人群身高频数分布直方图(theme_void 主题)

⑩theme_test()主题

```
ggplot(NHANESsub, aes(Height)) +
  geom_histogram() +
  theme_test() +
  labs(title = "theme_test()")
```

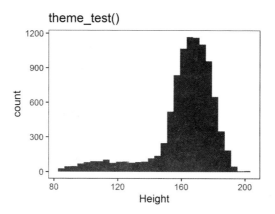

图 1–15　0~80 岁人群身高频数分布直方图(theme_test 主题)

　　(2)ggthemes 包主题
library(ggthemes)
　　①theme_base()主题
ggplot(NHANESsub, aes(Height)) +
　geom_histogram() +
　theme_base() +
　labs(title = "theme_base()")

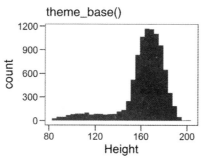

图 1–16　0~80 岁人群身高频数分布直方图(theme_base 主题)

　　②theme_calc()主题
ggplot(NHANESsub, aes(Height)) +
　geom_histogram() +
　theme_calc() +
　labs(title = "theme_calc()")

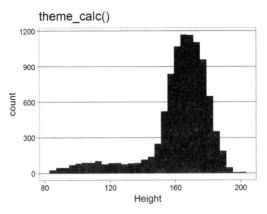

图 1-17　0~80 岁人群身高频数分布直方图(theme_calc 主题)

③theme_clean()主题

```
ggplot(NHANESsub, aes(Height)) +
  geom_histogram() +
  theme_clean() +
  labs(title = "theme_clean()")
```

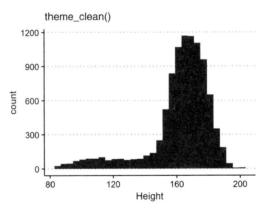

图 1-18　0~80 岁人群身高频数分布直方图(theme_clean 主题)

④theme_economist()主题

```
ggplot(NHANESsub, aes(Height)) +
  geom_histogram() +
  theme_economist() +
  labs(title = "theme_economist()")
```

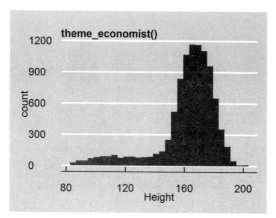

图 1-19　0~80 岁人群身高频数分布直方图(theme_economist 主题)

⑤theme_excel()主题

```
ggplot(NHANESsub, aes(Height)) +
  geom_histogram() +
  theme_excel() +
  labs(title = "theme_excel()")
```

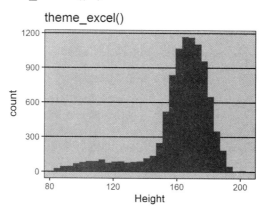

图 1-20　0~80 岁人群身高频数分布直方图(theme_excel 主题)

⑥theme_excel_new()主题

```
ggplot(NHANESsub, aes(Height)) +
  geom_histogram() +
  theme_excel_new() +
  labs(title = "theme_excel_new()")
```

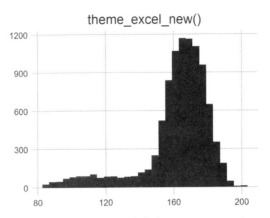

图 1-21　0~80 岁人群身高频数分布直方图(theme_excel_new 主题)

⑦theme_few()主题

```
ggplot(NHANESsub, aes(Height)) +
  geom_histogram() +
  theme_few() +
  labs(title = "theme_few()")
```

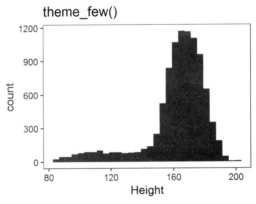

图 1-22　0~80 岁人群身高频数分布直方图(theme_few 主题)

⑧theme_fivethirtyeight()主题

```
ggplot(NHANESsub, aes(Height)) +
  geom_histogram() +
  theme_fivethirtyeight() +
  labs(title = "theme_fivethirtyeight()")
```

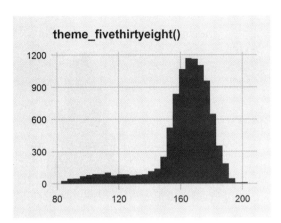

图 1–23 0~80 岁人群身高频数分布直方图(theme_fivethirtyeight 主题)

⑨theme_foundation()主题

```
ggplot(NHANESsub, aes(Height)) +
  geom_histogram() +
  theme_foundation() +
  labs(title = "theme_foundation()")
```

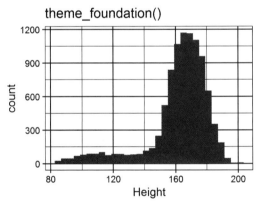

图 1–24 0~80 岁人群身高频数分布直方图(theme_foundation 主题)

⑩theme_gdocs()主题

```
ggplot(NHANESsub, aes(Height)) +
  geom_histogram() +
  theme_gdocs() +
  labs(title = "theme_gdocs()")
```

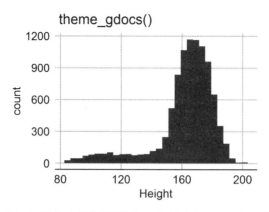

图 1-25 0~80 岁人群身高频数分布直方图(theme_gdocs 主题)

⑪theme_hc()主题

```
ggplot(NHANESsub, aes(Height)) +
  geom_histogram() +
  theme_hc() +
  labs(title = "theme_hc()")
```

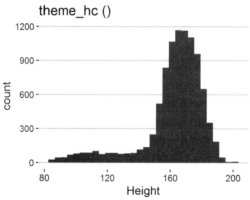

图 1-26 0~80 岁人群身高频数分布直方图(theme_hc 主题)

⑫theme_igray()主题

```
ggplot(NHANESsub, aes(Height)) +
  geom_histogram() +
  theme_igray() +
  labs(title = "theme_igray()")
```

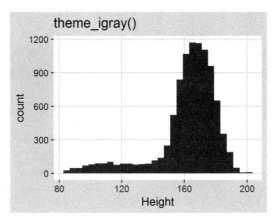

图 1-27 0~80 岁人群身高频数分布直方图(theme_igray 主题)

⑬theme_map()主题

```
ggplot(NHANESsub, aes(Height)) +
  geom_histogram() +
  theme_map() +
  labs(title = "theme_map()")
```

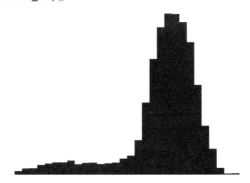

图 1-28 0~80 岁人群身高频数分布直方图(theme_map 主题)

⑭theme_pander()主题

```
ggplot(NHANESsub, aes(Height)) +
  geom_histogram() +
  theme_pander() +
  labs(title = "theme_pander()")
```

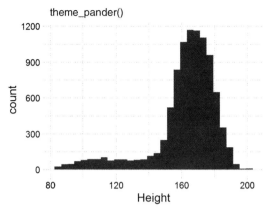

图 1-29 0~80 岁人群身高频数分布直方图(theme_pander 主题)

⑮theme_solarized()主题

```
ggplot(NHANESsub, aes(Height)) +
  geom_histogram() +
  theme_solarized() +
  labs(title = "theme_solarized()")
```

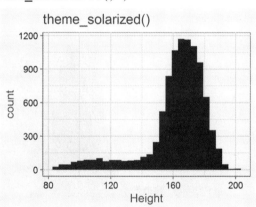

图 1-30 0~80 岁人群身高频数分布直方图(theme_solarized 主题)

⑯theme_stata()主题

```
ggplot(NHANESsub, aes(Height)) +
  geom_histogram() +
  theme_stata() +
  labs(title = "theme_stata()")
```

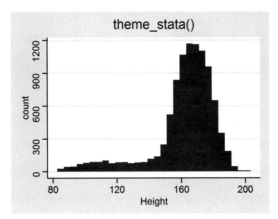

图 1–31 0~80 岁人群身高频数分布直方图(theme_stata 主题)

⑰theme_tufte()主题

```
ggplot(NHANESsub, aes(Height)) +
  geom_histogram() +
  theme_tufte() +
  labs(title = "theme_tufte()")
```

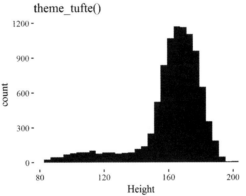

图 1–32 0~80 岁人群身高频数分布直方图(theme_tufte 主题)

⑱theme_wsj()主题

```
ggplot(NHANESsub, aes(Height)) +
  geom_histogram() +
  theme_wsj() +
  labs(title = "theme_wsj()")
```

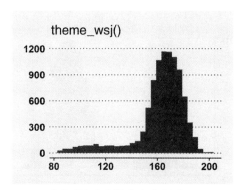

图 1-33　0~80 岁人群身高频数分布直方图(theme_wsj 主题)

7. 分面直方图(横排)

```
ggplot(NHANESsub, aes(Height)) +
  geom_histogram(fill = "grey50") +
  theme_classic() +
  facet_wrap( ~ Gender)
```

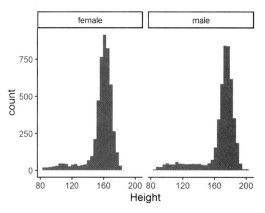

图 1-34　分面直方图(缺省参数)

(1)去除子图标题方框

```
ggplot(NHANESsub, aes(Height)) +
  geom_histogram(fill = "grey50") +
  theme_classic() +
  facet_wrap( ~ Gender) +
  theme(strip.background = element_blank())
```

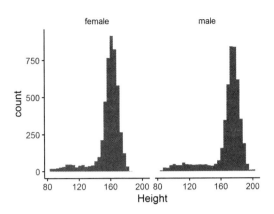

图1-35 分面直方图(去除子图标题方框)

(2)去除子图标题

```
ggplot(NHANESsub, aes(Height)) +
  geom_histogram(fill = "grey50") +
  theme_classic() +
  facet_wrap( ~ Gender) +
  theme(strip.text = element_blank())
```

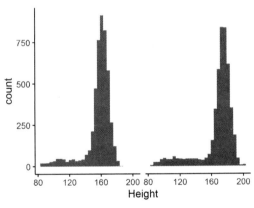

图1-36 分面直方图(去除子图标题)

(3)柱子颜色填充(默认)

```
ggplot(NHANESsub, aes(Height)) +
  geom_histogram(aes(fill = Gender)) +
  facet_grid( ~ Gender) +
  theme(strip.text = element_blank()) +
  theme(legend.position = 'none')
```

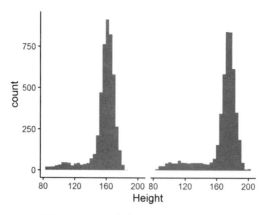

图 1-37　分面直方图(缺省颜色填充)

(4)自然杂志配色方案

```
library(ggsci)
ggplot(NHANESsub, aes(Height)) +
  geom_histogram(aes(fill = Gender)) +
    facet_grid( ~ Gender) +
  theme(strip.text = element_blank()) +
  theme(legend.position = 'none') +
  scale_fill_npg()
```

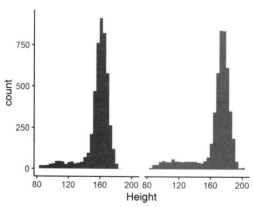

图 1-38　分面直方图(自然杂志配色方案)

(5)自定义颜色

```
ggplot(NHANESsub, aes(Height)) +
  geom_histogram(aes(fill = Gender)) +
  facet_grid( ~ Gender) +
  theme(strip.text = element_blank()) +
  theme(legend.position = 'none') +
  scale_fill_manual(values = c('#A6A8AB', '#36B34A'))
```

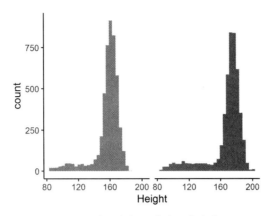

图 1-39 分面直方图(指定配色方案)

(6)新英格兰医学杂志配色方案(把图例放置在图形下方)

```
ggplot(NHANESsub, aes(Height)) +
  geom_histogram(aes(fill = Gender)) +
  facet_grid( ~ Gender) +
  theme(strip.text = element_blank()) +
  theme(legend.position = 'bottom') +
  scale_fill_nejm()
```

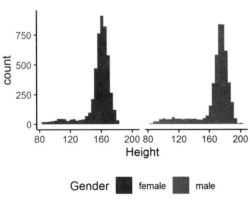

图 1-40   分面直方图(新英格兰医学杂志配色方案)

8. 分面直方图(竖排)

```
ggplot(NHANESsub, aes(Height)) +
  geom_histogram(aes(fill = Gender)) +
  facet_grid(rows = vars(Gender)) +
  theme(strip.text = element_blank()) +
  theme(legend.position = 'none') +
  scale_fill_nejm()
```

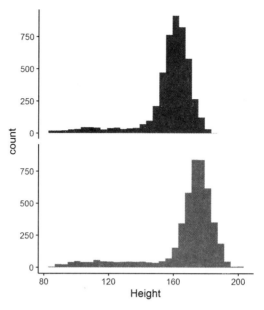

图 1-41 分面直方图(竖排)

第二节　　频率分布直方图

使用 geom_histogram( )函数缺省参数绘制的直方图即频数直方图。y 轴表示连续变量在不同区间的频数。

频率直方图的 y 轴表示连续变量在不同区间的频率。geom_histogram( )函数的参数 aes(y=..density..)。

```
ggplot(NHANESsub, aes(Height)) +
  geom_histogram(aes(y = ..density..))
```

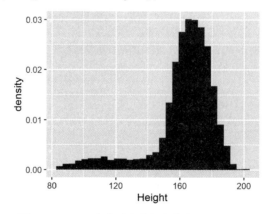

图 1-42　0-80 岁人群身高频率直方图(bins=20)

1. y 轴刻度标签为百分数的频率直方图

```
ggplot(NHANESsub, aes(Height)) +
  geom_histogram(aes(y = ..density..)) +
  scale_y_continuous(labels = scales::percent)
```

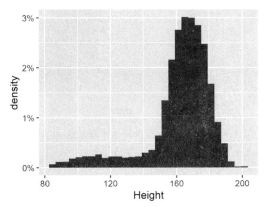

图 1-43　0~80 岁人群身高频率直方图(y 轴刻度标签为百分数)

2. 添加概率密度曲线

```
ggplot(NHANESsub, aes(Height)) +
  geom_histogram(aes(y = ..density..), color = 'grey50',
                 fill = '#2AC643') +
  geom_density(color = 'red', size = 1)
```

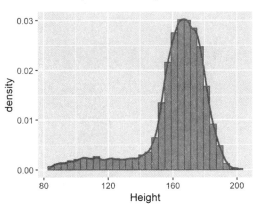

图 1-44　0~80 岁人群身高频率直方图(添加概率密度曲线)

设置 geom_density()函数的参数 adjust,使其大于 1,可以平滑 ggplot2 绘制的概率密度曲线。参数 adjust 的值越大,概率密度曲线越平滑。

```
ggplot(NHANESsub, aes(Height)) +
  geom_histogram(aes(y = ..density..), color = 'grey50',
                 fill = '#2AC643') +
  geom_density(color = 'red', size = 1, adjust = 2)
```

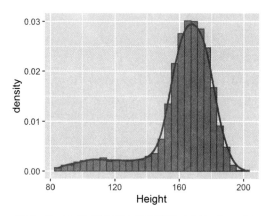

图 1-45 0~80 岁人群身高频率直方图(adjust=2)

第三节 双 y 轴直方图

1. 双 y 轴直方图

```
library(ggstatsplot)
gghistostats(data = NHANESsub, x = Height, xlab = "Height(cm)",
  centrality.type = "np", binwidth = 3,
  centrality.line.args = list(color = "red", linetype = "dashed"),
  bin.args = list(color = "grey50", fill = "grey50"),
  ggtheme = ggplot2::theme_bw(), results.subtitle = F)
```

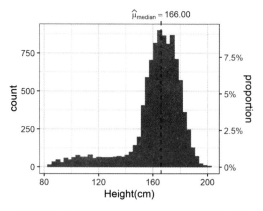

图 1-46 0~80 岁人群身高频数直方图(双 y 轴)

2. 使用 Grouped_gghistots 进行分组分析

(1)横排

```
ggstatsplot::grouped_gghistostats(data = NHANES,
  x = Height,
```

```
grouping.var = Gender,
plotgrid.args   = list(nrow = 1),
xlab = "Height(cm)",
centrality.type = "np",
binwidth = 3,
centrality.line.args = list(color = "red", linetype = "dashed"),
annotation.args = list(tag_levels = "a"),
bin.args = list(color = "grey30", fill = "grey70"),
ggtheme = ggplot2::theme_classic(),
results.subtitle = F)
```

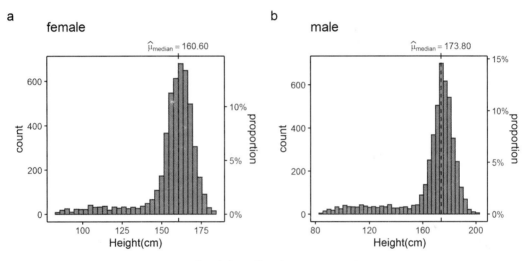

图 1-47 分面直方图(使用 Grouped_gghistots)

(2)竖排
```
ggstatsplot::grouped_gghistostats(data = NHANES,
  x = Height,
  grouping.var = Gender,
  plotgrid.args = list(nrow = 2),
  xlab = "Height(cm)",
  centrality.type = "np",
  binwidth = 3,
  centrality.line.args = list(
    color = "red",
    linetype = "dashed"),
  annotation.args = list(
    tag_levels = "a"),
  bin.args = list(
```

```
      color = "grey30",
      fill = "grey70"),
  ggtheme = ggplot2::theme_classic(),
  results.subtitle = F)
```

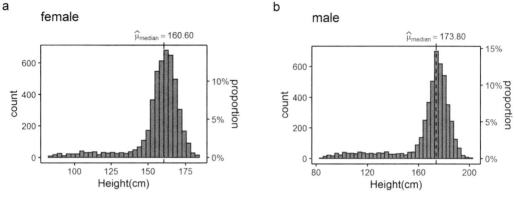

图 1-48 分面直方图 (使用 Grouped_gghistots,竖排)

第四节　按要求修改直方图

直方图是展示连续变量分布的一种可视化方法。创建直方图的变量 x 是一个由连续变量组成的向量。在 x 轴上将连续变量的值域分割为一定数量的区间,即对 x 轴进行等宽分箱。y 轴表示连续变量在不同区间的频数或频率。

1. 数据格式

绘制图 1-49 直方图的数据框包含一个连续变量和一个二分类变量。连续变量名为 Height,二分类变量名为 Location,因子水平为 "Island #1" 和 "Island #2"(图 1-50)。

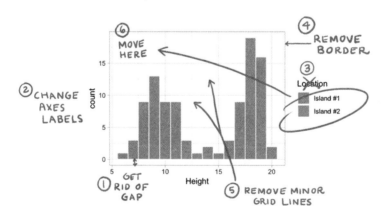

图 1-49　直方图 (待修改)

```
Height   Location
 8.737487 Island #1
 8.477792 Island #1
 9.693151 Island #1
 9.444245 Island #1
13.912141 Island #1
 9.312550 Island #1
12.012932 Island #1
 9.929998 Island #1
11.180887 Island #1
13.603086 Island #1
16.111565 Island #2
16.744832 Island #2
```

图 1-50　数据格式(部分)

2. 绘制原图

```
library(tidyverse)
## -- Attaching packages ------------------------------ tidyverse 1.3.2 --
## v ggplot2 3.4.2     v purrr   1.0.1
## v tibble  3.2.1     v dplyr   1.1.2
## v tidyr   1.3.0     v stringr 1.5.0
## v readr   2.1.4     v forcats 1.0.0
## -- Conflicts -------------------------------- tidyverse_conflicts() --
## x dplyr::filter() masks stats::filter()
## x dplyr::lag()    masks stats::lag()
set.seed(12)
data1 <- data.frame(x = rnorm(50, 10, 2), type = "Island #1")
data2 <- data.frame(x = rnorm(50, 18, 1.2), type = "Island #2")
data <- bind_rows(data1, data2) %>%
  set_names(c("Height", "Location"))
p1<-ggplot(data, aes(x = Height, fill = Location)) +
  geom_histogram(binwidth = 1, color = "white") +
  scale_fill_manual(values = c("green3", "turquoise3")) +
  theme_light()
p1
```

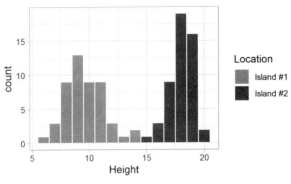

图 1-51　直方图(原图)

绘制直方图使用 ggplot2 包的 geom_histogram（）函数。使用 "green3" 和 "turquoise3" 作为条柱的填充色。绘图主题使用 theme_light。

3. 按意见逐步修改

(1)GET RID OF GAP(去掉条柱和 *x* 轴之间的空隙)

```
p2 <- p1 +
  scale_y_continuous(limits = c(0, 20), expand = c(0, 0))
p2
```

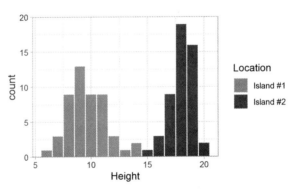

图 1-52　直方图(去掉条柱和 *x* 轴之间的空隙)

(2)CHANGE AXES LABELS(改变坐标轴标题)

```
p3 <- p2 +
  labs(x = "Teacup Giraffe heights", y = "Frequency")
p3
```

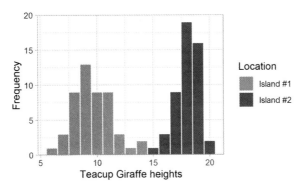

图 1-53 直方图(改变坐标轴标题)

(3)去掉图例标题

```
p4 <- p3 +
  labs(fill = NULL)
p4
```

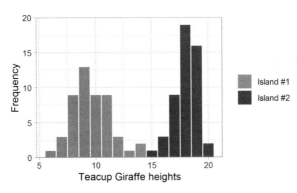

图 1-54 直方图(去掉图例标题)

(4)REMOVE BORDER(去掉主题边框)

```
p5 <- p4 +
  theme(panel.border = element_blank())
p5
```

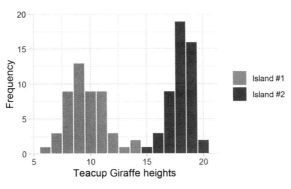

图 1-55 直方图(去掉边框)

(5)REMOVE MINOR GRID LINES(去掉主题次要网格线)

```
p6 <- p5 +
  theme(panel.grid.minor = element_blank())
p6
```

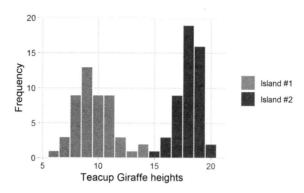

图 1-56　直方图(去掉主题次要网格线)

(6)将图例移至左上角

```
p7 <- p6 +
  theme(legend.position = c(0.16, 0.87))
p7
```

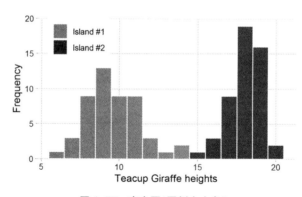

图 1-57　直方图(图例左上角)

经过 6 次修改,图 1-57 符合修改意见的要求。

第五节 模拟 *NATURE COMMUNICATIONS* 文章直方图

图 1-58 是独立样本双侧 t 检验结果的可视化展示。

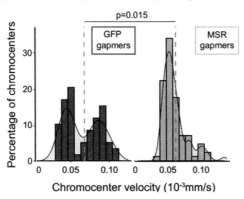

图 1-58 *Nature Communications* 文章原图

图片来源:https://doi.org/10.1038/s41467-022-31198-3

Fig. 2 Major satellite transcripts regulate heterochromatin behaviour in embryonic stem cells.

使用 NHANES 数据集中的数据,对成年男女的身高进行独立样本双侧 t 检验,并将结果进行可视化展示。

1. 数据格式

Gender \<fctr\>	Height \<dbl\>
female	159.6
male	176.4
female	154.8
male	170.0
female	164.5
female	165.9
male	186.8
male	186.8

图 1-59 数据格式(部分)

2. 绘制成年男性身高直方图

```
library(NHANES)
NHANESadu <- na.omit(subset(NHANES, Age > 18)[, c(3, 20)])
library(tidyverse)
## -- Attaching packages ---------------------------- tidyverse 1.3.2 --
## v ggplot2 3.4.2     v purrr   1.0.1
## v tibble  3.2.1     v dplyr   1.1.2
## v tidyr   1.3.0     v stringr 1.5.0
```

```
## v readr    2.1.4      v forcats 1.0.0
## -- Conflicts ------------------------------ tidyverse_conflicts() --
## x dplyr::filter() masks stats::filter()
## x dplyr::lag()    masks stats::lag()
p1 <- ggplot(filter(NHANESadu, Gender == 'male'), aes(x = Height)) +
  geom_histogram(
    aes(y = after_stat(density)),
    binwidth = 3,
    color = 'black',
    fill = '#787A78',
    linewidth = 0.6
  ) +
  geom_density(color = 'grey60',
               linewidth = 0.71,
               adjust = 1.9) +
  theme_classic(base_size = 12) +
  scale_x_continuous(expand = c(0, 0)) +
  scale_y_continuous(expand = c(0, 0), limits = c(0, 0.076)) +
  labs(x = NULL, y = ' Density') +
  theme(axis.text = element_text(color = 'black'))
```

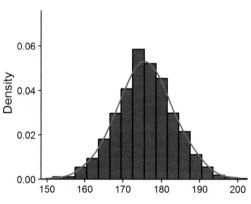

图 1-60　成年男性身高直方图

3. 绘制成年女性身高直方图

```
p2 <- ggplot(filter(NHANESadu, Gender == 'female'), aes(x = Height)) +
  geom_histogram(
    aes(y = after_stat(density)),
    binwidth = 3,
    color = 'black',
    fill = '#FBBE1E',
```

```
        linewidth = 0.6) +
  geom_density(color = 'grey60',
                linewidth = 0.71, adjust = 1.9) +
  theme_classic(base_size = 12) +
  scale_x_continuous(expand = c(0, 0)) +
  scale_y_continuous(expand = c(0, 0), limits = c(0, 0.076)) +
  labs(x = NULL, y = ' Density ') +
  theme(axis.text = element_text(color = 'black'))
```

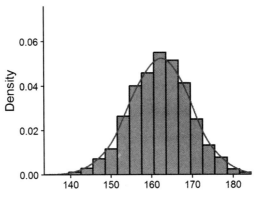

图 1-61　成年女性身高直方图

4. 成年男性身高直方图添加性别标签和中位数线

```
pn1 <- p1 +
  geom_rect(
    aes(
      xmin = 180,
      xmax = 202,
      ymin = 0.058,
      ymax = 0.062),
    color = '#787A78',
    fill = 'transparent', cex = 1) +
  annotate(
    'text',
    x = 191,
    y = 0.0602,
    label = 'male', size = 5) +
  annotate(
    'segment',
    x = round(median(
      filter(NHANESadu, Gender == 'male')$Height
```

```
), digits = 2),
xend = round(median(
  filter(NHANESadu, Gender == 'male')$Height), digits = 2),
y = 0,
yend = 0.066,
linetype = 2,
color = 'grey60',
linewidth = 0.9)
```

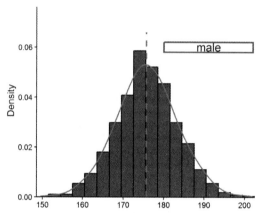

图 1-62　成年男性身高直方图 (添加性别标签和中位数线)

5. 成年女性身高直方图添加性别标签和中位数线

```
pn2 <- p2 +
  geom_rect(
    aes(
      xmin = 168,
      xmax = 190,
      ymin = 0.058,
      ymax = 0.062),
    color = '#FBBE1E',
    fill = 'transparent', cex = 1) +
  annotate(
    'text',
    x = 179,
    y = 0.0602,
    label = 'female',
    size = 5) +
  annotate(
    'segment',
```

```
x = round(median(
    filter(NHANESadu, Gender == 'female')$Height), digits = 2),
xend = round(median(
    filter(NHANESadu, Gender == 'female')$Height), digits = 2),
y = 0,
yend = 0.066,
linetype = 2,
color = '#F5A63E',
linewidth = 0.9)
```

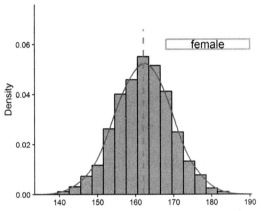

图 1-63　成年女性身高直方图(添加性别标签和中位数线)

6. 合并成年男性和成年女性身高直方图并添加检验 *p* 值

```
library(patchwork)
pn1 +
  pn2 +
  coord_cartesian(clip = 'off', xlim = c(120, 210)) +
  xlab('Height(cm)') +
  theme(axis.title.x = element_text(hjust = -0.2)) +
  coord_cartesian(clip = 'off', xlim = c(120, 210)) +
  theme(axis.line.y = element_blank(),
    axis.text.y = element_blank(),
    axis.ticks.y = element_blank()) +
  annotate('segment',
    x = 69, xend = 162,
    y = 0.067, yend = 0.067, cex = 1) +
  annotate('segment', x = 22, xend = 216, y = 0,   yend = 0, cex = 1) +
  ylab(NULL) +
  annotate('text', x = 120, y = 0.069, label = 'p.value<2.2e-16',
```

```
size = 5)
```

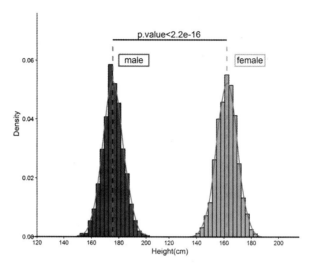

图 1-64　复原直方图(参考图 1-58 格式)

第六节　复原 *Nature Methods* 文章直方图

图 1-65 展示了分别由 100 个数据组成的 4 个假设样本数据集,自上而下分别为均匀分布,具有两个不同方差的正态分布和双峰分布。

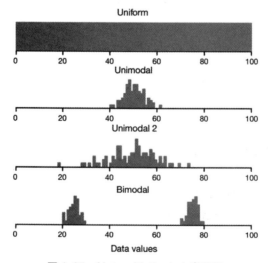

图 1-65　*Nature Methods* 文章原图
图片来源: doi:10.1038/nmeth.2811

```
set.seed(2)
x <- runif(100, min = 0, max = 100)
data <- as.data.frame(x)
```

```
library(ggplot2)
p <- ggplot(data, aes(x = x)) +
  geom_histogram(fill = "#939597", bins = 1) +
  scale_x_continuous(
    expand = c(0, 0),
    limits = c(0, 100),
    breaks = seq(0, 100, 20)
  ) +
  scale_y_continuous(expand = c(0, 0), limits = c(0, 800)) +
  labs(x = "", y = "") +
  theme_classic(16) +
  annotate(
    'text',
    x = 50,
    y = 115,
    label = 'Uniform',
    size = 4
  ) +
  theme(
    axis.line.y = element_blank(),
    axis.text.y = element_blank(),
    axis.ticks.y = element_blank()
  )
p1 <- p +
  theme(plot.margin = unit(c(0.5, 0.4, 0.05, 0.05), "cm")) +
  coord_cartesian(xlim = c(0, 100), ylim = c(0, 122))
x <- rnorm(300, 50, 3.3)
data <- as.data.frame(x)
library(ggplot2)
p <- ggplot(data, aes(x = x)) +
  geom_histogram(fill = "#939597", binwidth = 0.8) +
  scale_x_continuous(
    expand = c(0, 0),
    limits = c(0, 100),
    breaks = seq(0, 100, 20)
  ) +
  scale_y_continuous(expand = c(0, 0), limits = c(0, 36)) +
  labs(x = "", y = "") +
```

```
  theme_classic(16) +
  annotate(
    'text',
    x = 50,
    y = 33,
    label = 'Unimodal',
    size = 4
  ) +
  theme(
    axis.line.y = element_blank(),
    axis.text.y = element_blank(),
    axis.ticks.y = element_blank()
  )
p2 <- p +
  theme(plot.margin = unit(c(0.5, 0.4, 0.05, 0.05), "cm")) +
  coord_cartesian(xlim = c(0, 100), ylim = c(0, 36))
x <- rnorm(300, 50, 10)
data <- as.data.frame(x)
library(ggplot2)
p <- ggplot(data, aes(x = x)) +
  geom_histogram(fill = "#939597", binwidth = 1) +
  scale_x_continuous(
    expand = c(0, 0),
    limits = c(0, 100),
    breaks = seq(0, 100, 20)
  ) +
  scale_y_continuous(expand = c(0, 0), limits = c(0, 22)) +
  labs(x = "", y = "") +
  theme_classic(16) +
  annotate(
    'text',
    x = 50,
    y = 20,
    label = 'Unimodal2',
    size = 4
  ) +
  theme(
    axis.line.y = element_blank(),
```

```
    axis.text.y = element_blank(),
    axis.ticks.y = element_blank()
  )
p3 <- p +
  theme(plot.margin = unit(c(0.5, 0.4, 0.05, 0.05), "cm")) +
  coord_cartesian(xlim = c(0, 100), ylim = c(0, 22))
set.seed(2)
x <- c(rnorm(150, 25, 1.6), rnorm(150, 75, 1.6))
data <- as.data.frame(x)
library(ggplot2)
p <- ggplot(data, aes(x = x)) +
  geom_histogram(fill = "#939597", binwidth = 0.8) +
  scale_x_continuous(
    expand = c(0, 0),
    limits = c(0, 100),
    breaks = seq(0, 100, 20)
  ) +
  scale_y_continuous(expand = c(0, 0), limits = c(0, 38)) +
  labs(x = "Data values", y = "") +
  theme_classic(16) +
  annotate(
    'text',
    x = 50,
    y = 35,
    label = 'Bimodal',
    size = 4
  ) +
  theme(
    axis.line.y = element_blank(),
    axis.text.y = element_blank(),
    axis.ticks.y = element_blank()
  )
p4 <- p +
  theme(plot.margin = unit(c(0.5, 0.4, 0.05, 0.05), "cm")) +
  coord_cartesian(xlim = c(0, 100), ylim = c(0, 39))
library(patchwork)
pa <- p1 + p2 + p3 + p4 + plot_layout(ncol = 1)
```

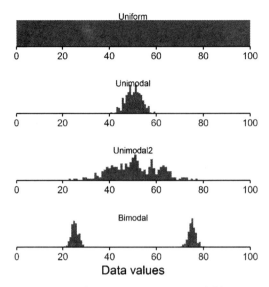

图 1-66　复原 *Nature Methods* 文章插图

第二章 山峦图

第一节 参数优化

山峦图(ridgeline plots),也称作山脊线图、峰峦图等,是多个密度图的交错排列,主要用于展示和比较连续变量数值的分布情况。

1. 默认参数绘图

基本山峦图使用 ggplot()函数把数据集中的连续变量映射到 x 轴,分类变量映射到 y 轴。使用 ggridges 包中的 geom_density_ridges()函数构建几何对象。使用默认参数和 ggplot2 默认绘图主题。

```
library(NHANES)
NHANESsub <- na.omit(NHANES [, c(3, 5, 35)])
library(ggridges)
library(ggplot2)
p0 <- ggplot(NHANESsub, aes(x = TotChol, y = AgeDecade)) +
  geom_density_ridges()
p0
```

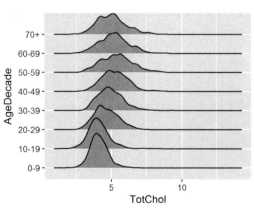

图 2-1　基本山峦图

2. 去除坐标轴留余

对于位置刻度,范围扩展常数的矢量,用于在数据周围添加一些填充,以确保它们放置在距离轴一定距离的位置。如果取消坐标轴留余,使用 scale_continuous {ggplot2} 和 scale_discrete {ggplot2}。

　　x 轴为连续变量时使用 scale_x_continuous(expand = c(0.01, 0))

　　x 轴为分类变量时使用 scale_x_discrete(expand = c(0.01, 0))

　　y 轴为连续变量时使用 scale_y_continuous(expand = c(0.01, 0))

　　y 轴为分类变量时使用 scale_y_discrete(expand = c(0.01, 0))

```
p1 <- p0 +
  scale_y_discrete(expand = c(0.01, 0)) +
  scale_x_continuous(expand = c(0.01, 0))
p1
```

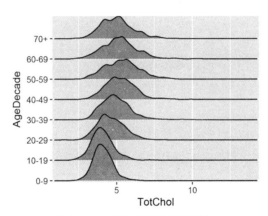

图 2-2　山峦图(去除坐标轴留余)

3. 修剪尾部

　　密度曲线的尾部修剪可以使用参数 rel_min_height，参数值设为 0.01 时通常效果良好。

```
ggplot(NHANESsub, aes(x = TotChol, y = AgeDecade)) +
  geom_density_ridges(rel_min_height = 0.01)
## Picking joint bandwidth of 0.205
```

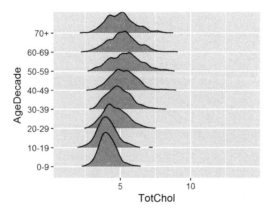

图 2-3　山峦图(修剪尾部)

4. 设置透明度

　　设置透明度使用参数 alpha。通过改变 alpha 值的大小来设置透明度,alpha 值为

0~1。alpha 值越小,透明度越高。

```
ggplot(NHANESsub, aes(x = TotChol, y = AgeDecade)) +
    geom_density_ridges(alpha = 0.7)
```

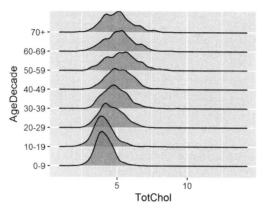

图 2-4 山峦图(alpha = 0.7)

5. 设置密度曲线颜色

密度曲线的颜色默认为黑色,设置密度曲线的颜色使用参数 color。

```
ggplot(NHANESsub, aes(x = TotChol, y = AgeDecade)) +
    geom_density_ridges(color = 'white')
```

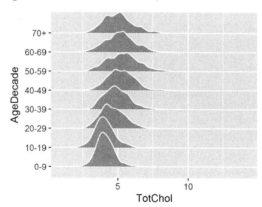

图 2-5 山峦图(设置密度曲线为白色)

6. 显示中位数线

显示分位数线使用参数 quantile_lines = TRUE,quantiles = 2,仅显示中位数线。

```
ggplot(NHANESsub, aes(x = TotChol, y = AgeDecade)) +
    geom_density_ridges(quantile_lines = TRUE, quantiles = 2)
```

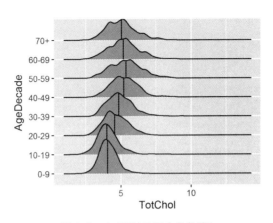

图 2-6　山峦图(显示中位数线)

7. 显示 0.025 和 0.975 分位数线

```
ggplot(NHANESsub, aes(x = TotChol, y = AgeDecade)) +
  geom_density_ridges(quantile_lines = TRUE,
                      quantiles = c(0.025, 0.975))
```

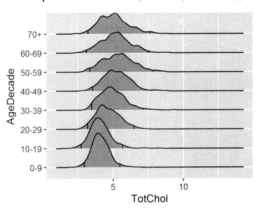

图 2-7　山峦图(显示 0.025 和 0.975 分位数线)

8. 显示 0.025 和 0.975 分位数线

```
ggplot(NHANESsub, aes(
  x = TotChol, y = AgeDecade, fill = factor(after_stat(quantile)))) +
  stat_density_ridges(geom = "density_ridges_gradient",
    calc_ecdf = TRUE, quantiles = c(0.025, 0.975)) +
  scale_fill_manual(name = "Probability",
    values = c("#FF0000A0", "#A0A0A0A0", "#0000FFA0"),
    labels = c("(0, 0.025]", "(0.025, 0.975]", "(0.975, 1]"))
```

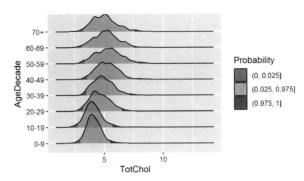

图 2-8　山峦图(显示 0.025 和 0.975 分位数线并填充颜色)

9. 修改坐标轴标题

在基本绘图的基础上,使用 xlab( ) 修改 x 轴标题,使用 ylab( )修改 y 轴标题。

```
p2 <- p0 +
    xlab("总胆固醇(mmol/L)") +
    ylab("年龄(岁)")
```

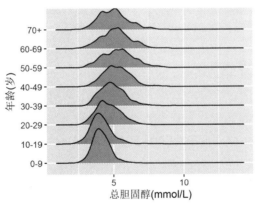

图 2-9　山峦图(修改坐标轴标题)

10. 定义主题

```
p3 <- p0 +
    theme_classic()
```

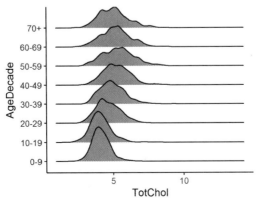

图 2-10　山峦图(theme_classic 主题)

11. 使用配色方案

```
library(cols4all)
c4a_gui()
mycol <- c4a('superfishel_stone', 8)
ggplot(NHANESsub, aes(x = TotChol, y = AgeDecade, fill = AgeDecade)) +
    geom_density_ridges() +
    theme(legend.position = "none") +
    scale_fill_manual(values = mycol)
```

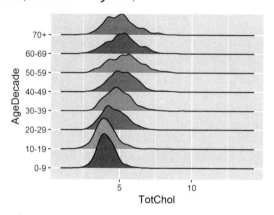

图 2-11　山峦图(使用配色方案)

12. 分面

```
ggplot(NHANESsub, aes(x = TotChol, y = AgeDecade)) +
    geom_density_ridges() +
    facet_wrap( ~ Gender)
```

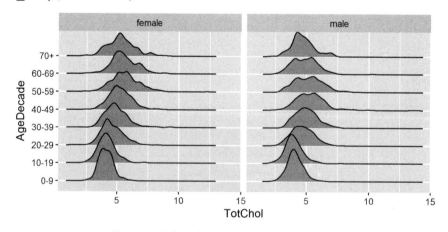

图 2-12　山峦图(根据分类变量 Gender 分面)

13. 阶梯状样式(直方图)

函数 geom_density_ridges {ggridges}默认 stat = "density_ridges",绘制的是密度图。设置参数 stat="binline",绘制的是直方图。

```
ggplot(NHANESsub, aes(x = TotChol, y = AgeDecade)) +
  geom_density_ridges(stat = "binline")
```

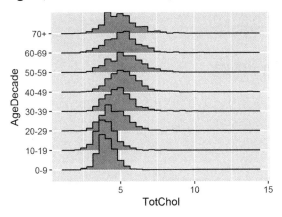

图 2-13　山峦图(阶梯状样式)

14. 分面直方图

```
ggplot(NHANESsub, aes(x = TotChol, y = AgeDecade)) +
  geom_density_ridges(stat = "binline") +
  facet_wrap( ~ Gender)
```

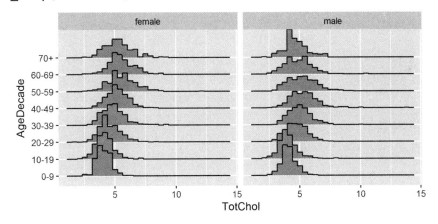

图 2-14　分面山峦图(阶梯状样式)

第二节　模拟 *Nature* 文章山峦图

一、按中位数排序山峦图

图 2-15 展示了 scRNA-seq 数据中染色体臂 6p-BAF 在每种类型细胞上的分布（按 6p-BAF 的中位数排序）。

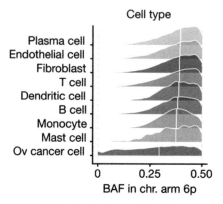

图 2-15　*Nature* 文章原图

图片来源:doi:10.1038/s41586-022-05496-1

（图 2-15 来自 *Nature* 文章 *Ovarian cancer mutational processes drive site–specific immune evasion* Fig. 5 | HLA loss as a mechanism of immune escape. a, Left, distribution over cells of chromosome arm 6p BAF in scRNA–seq data with ranking by median 6p BAF per cell type.）

```
library(NHANES)
NHANESsub <- na.omit(NHANES [, c(5, 35)])
# 数据格式
head(NHANESsub , 12)
##     AgeDecade TotChol
## 1     30-39     3.49
## 2     30-39     3.49
## 3     30-39     3.49
## 5     40-49     6.70
## 6      0-9      4.86
## 7      0-9      4.09
## 8     40-49     5.82
## 9     40-49     5.82
## 10    40-49     5.82
## 11    60-69     4.99
```

```
## 12       50-59      4.24
## 13       50-59      6.41
NHANESsub$AgeDecade <-
  with(NHANESsub, reorder(AgeDecade, TotChol, median))
library(ggridges)
library(ggplot2)
ggplot(NHANESsub, aes(x = TotChol, y = AgeDecade, fill = AgeDecade)) +
  geom_density_ridges(
    rel_min_height = 0.01,
    alpha = 0.7,
    color = 'white',
    quantile_lines = TRUE,
    quantiles = 2
  ) +
  scale_fill_manual(
    values = c(
      "#EE7627",
      "#DCCA83",
      "#FFB266",
      "#79AED2",
      "#D09B7E",
      "#85C680",
      "#A68BC2",
      "#DFD1E6"
    )
  ) +
  theme_classic() +
  theme(legend.position = "none") +
  geom_vline(
    xintercept = c(2.86, 5.98),
    size = 0.5,
    color = 'grey',
    lty = 'dashed'
  ) +
  xlim(1.5, 10)
```

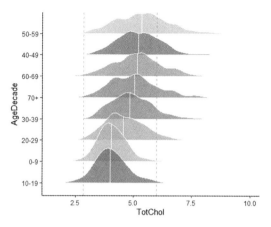

图 2-16　模拟 *Nature* 文章原图

二、按分类变量因子水平排序山峦图+中位数线

图 2-17 展示了癌症细胞簇中 6p BAF 的等位基因失衡。垂直线表示 Chr.,chromosome 中位数。

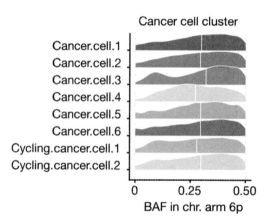

图 2-17　*Nature* 文章原图

图片来源:https://doi.org/10.1038/s41586-022-05496-1

(图 2-17 来自 *Nature* 文章 *Ovarian cancer mutational processes drive site-specific immune evasion* 的 Fig. 5 | HLA loss as a mechanism of immune escape. a, Right, allelic imbalance in 6p BAF across cancer cell clusters.White vertical lines indicate the median. Chr., chromosome.)

```
library(NHANES)
NHANESsub <- na.omit(NHANES [, c(5,35)])
ggplot(NHANESsub, aes(x = TotChol, y = AgeDecade, fill = AgeDecade)) +
  geom_density_ridges(rel_min_height = 0.01,
    alpha = 0.5, color = 'white', quantile_lines = TRUE, quantiles = 2) +
  scale_fill_manual(
    values = c(
```

```
    "#EE7627",
    "#DCCA83",
    "#FFB266",
    "#79AED2",
    "#D09B7E",
    "#85C680",
    "#A68BC2",
    "#DFD1E6")) +
theme_classic() +
theme(legend.position = "none") +
geom_vline(xintercept = c(2.86, 5.98),
    size = 0.5,
    color = 'grey',
    lty = 'dashed') +
xlim(1.5, 10)
```

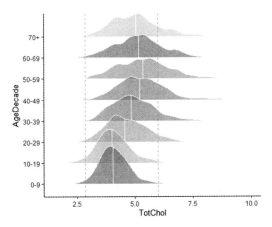

图 2-18 模拟 *Nature* 文章原图

三、按分类变量因子水平排序山峦图

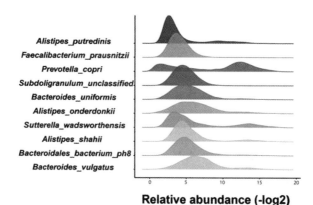

图 2-19　*Nature* 文章原图

图片来源：https://doi.org/10.1038/s41586-022-04567-7

（图 2-19 来自 *Nature* 文章 *Environmental factors shaping the gut microbiome in a Dutch population* 的 Extended Data Fig. 3 | Clusters determined by bi-modally distributed Prevotella copri. a, Density plots of log2-transformed relative abundances of the 10 most abundant bacterial species.展示了 10 种细菌的 log2 转换相对丰度的密度图。）

```
library(NHANES)
NHANESsub <- na.omit(NHANES [, c(5, 35)])
library(ggridges)
library(ggplot2)
ggplot(NHANESsub, aes(x = TotChol, y = AgeDecade, fill = AgeDecade)) +
  geom_density_ridges(alpha = 0.7, color = 'white') +
  scale_fill_manual(
    values = c(
      "#EE7627",
      "#DCCA83",
      "#FFB266",
      "#79AED2",
      "#D09B7E",
      "#85C680",
      "#A68BC2",
      "#DFD1E6")) +
  theme_classic() +
  theme(legend.position = "none") +
  xlim(1.5, 10)
```

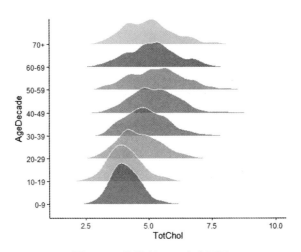

图 2-20　模拟 *Nature* 文章原图

第三章 箱线图

箱线图是一种用于呈现连续变量数据分布形态的重要图表，它给出了连续变量的数值摘要。

将箱子分成两部分的线表示数据的中位数，箱子的上下限分别是数据的上四分位数和下四分位数，意味着箱子包含了 50% 的数据，极值线显示除异常值外的最大值和最小值。

箱线图箱子的宽度在一定程度上反映了数据的波动程度。解读箱线图的时候应重点关注平均值、中位数、四分位间距和异常值。

当箱线图的箱子很扁，或者有很多异常的时候，应试着对数据做对数变换。

第一节 数据集和 R 包

1. 数据集

```
library(NHANES)
NHANESsub <- na.omit(NHANES [, c(3, 4, 5, 7, 21, 23, 35, 40)])
NHANESsub$AgeDec <- ifelse(NHANESsub$Age <= 17, "0-17",
  ifelse(NHANESsub$Age > 17 & NHANESsub$Age <= 44, "18-44",
    ifelse(NHANESsub$Age > 44 & NHANESsub$Age <= 59, "45-59",
      ifelse(NHANESsub$Age > 59 & NHANESsub$Age <= 74, "60-74",
        ifelse(NHANESsub$Age > 74, "75-plus", NA)))))
NHANESsub$AgeGro <- ifelse(NHANESsub$Age <= 17, " 未成年人 ", " 成年人 ")
NHANESsub$BMIWHO = ifelse(NHANESsub$BMI < 18.5, "Under Weight",
  ifelse(NHANESsub$BMI >= 18.5 & NHANESsub$BMI < 25, "Normal",
    ifelse(NHANESsub$BMI >= 25 & NHANESsub$BMI < 30, "Over Weight",
      ifelse(NHANESsub$BMI >= 30, "Obese", NA))))
NHANESsub <- within(NHANESsub, {
  BMI_WHO <- factor(BMI_WHO,
  labels = c("12.0-18.5", "18.5-24.9", "25.0-29.9", "30.0-plus"))
  BMIWHO <- factor(BMIWHO,
```

```
levels = c("Normal", "Under Weight", "Over Weight", "Obese"))
  AgeGro <- factor(AgeGro, levels = c(" 未成年人 ", " 成年人 "))})
set.seed(6)
df <- NHANESsub[sample(nrow(NHANESsub),
              round(nrow(NHANESsub) * 2 / 10)),]
```

2. R 包

本章使用的 R 包:ggplot2、ggh4x、rstatix 和 ggpubr。

第二节　两变量箱线图

两变量箱线图包含一个分类变量，一个连续变量。将分类变量映射到 aes 调用中的 x,根据分类变量的类别值对连续变量分组,绘制每组连续变量值的箱线图。

一、两变量箱线图

1. 缺省参数

```
library(ggplot2)
ggplot(df, aes(x = BMI_WHO, y = TotChol)) +
  geom_boxplot()
```

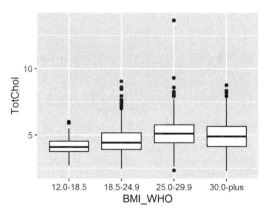

图 3-1　两变量箱线图(默认主题)

图 3-1 的分类变量为 BMI_WHO,它是按照世界卫生组织的标准对体重指数(BMI)进行等级划分;连续变量为 TotChol,是人体血液中总胆固醇的含量(mmol/L)。

2. 设置箱子宽度

(1)设置箱子宽度使用参数 width

```
ggplot(df, aes(x = BMI_WHO, y = TotChol)) +
  geom_boxplot(width = 0.5)
```

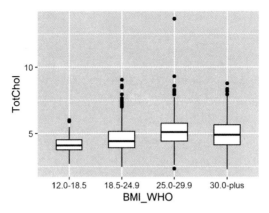

图 3-2　两变量箱线图(箱子宽度 width=0.5)

(2)使用参数 varwidth = TRUE

参数 varwidth 为逻辑值,默认 varwidth = F。若为 TRUE,箱子的宽度与样本量的平方根成正比,这在多批数据同时画多个箱线图时比较有用,能反映样本量的大小。

```
ggplot(df, aes(x = BMI_WHO, y = TotChol)) +
  geom_boxplot(varwidth = TRUE)
```

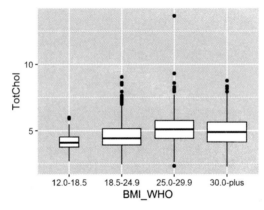

图 3-3　两变量箱线图(varwidth = TRUE)

3. 定义箱线图线条颜色

ggplot( )函数绘制箱线图,线条颜色默认为黑色,参数 colour 可以定义线条颜色。

```
ggplot(df, aes(x = BMI_WHO, y = TotChol)) +
  geom_boxplot(colour = "grey80")
```

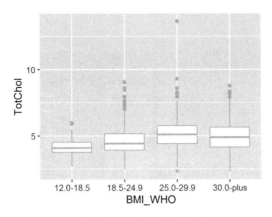

图3-4　两变量箱线图(线条颜色浅灰色)

4. 定义箱线图盒子填充颜色

ggplot( )函数绘制箱线图,盒子填充颜色默认为白色,参数 fill 可以定义填充颜色。

```
ggplot(df, aes(x = BMI_WHO, y = TotChol)) +
  geom_boxplot(fill = "grey80")
```

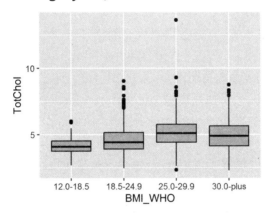

图3-5　两变量箱线图(盒子填充颜色浅灰色)

5. 异常值数据点的设置

(1)设置异常值数据点的形状,使用参数 outlier.shape,默认 outlier.shape = 19

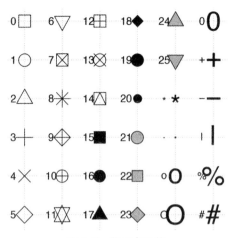

图 3-6　数据点形状

(2)异常值数据点的颜色

异常值数据点颜色的设置有两个参数。outlier.colour = NULL,outlier.color = NULL。参数 outlier.colour 与 outlier.color 的功能相同,color（美式英语）相当于 colour(英式英语)。

outlier.fill = NULL,为异常值数据点填充颜色,只有当 outlier.shape =21、22、23、24、25 时此参数才生效。

(3)异常值数据点的大小与透明度

设置异常值数据点的大小使用参数 outlier.size,默认 outlier.size = 1.5;设置异常值数据点的透明度使用参数 outlier.alpha,默认 outlier.alpha = NULL。

(4)隐藏异常值

隐藏异常值可以通过设置 outliner.shape=NA 来实现。这不会删除异常值,只会隐藏它们,因此 y 轴的计算范围将与显示异常值时相同。

```
ggplot(df, aes(x = BMI_WHO, y = TotChol)) +
  geom_boxplot(outlier.shape = NA)
```

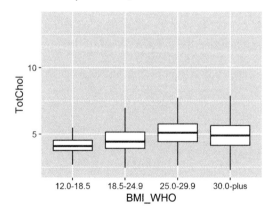

图 3-7　两变量箱线图(隐藏异常值)

6. 添加抖动点

添加抖动点使用 geom_jitter()函数,默认 width = 0.5,colour = "black"。

```
ggplot(df, aes(x = BMI_WHO, y = TotChol)) +
  geom_boxplot() +
  geom_jitter(width = 0.2, colour = "grey70")
```

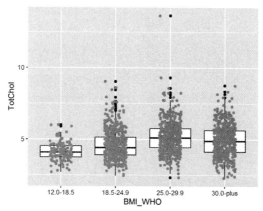

图 3-8　两变量箱线图(添加抖动点)

7. 添加误差棒

```
ggplot(df, aes(x = BMI_WHO, y = TotChol)) +
  geom_boxplot() +
  stat_boxplot(geom = "errorbar", aes(ymin = after_stat(ymax)),
               width = 0.1) +
  stat_boxplot(geom = "errorbar", aes(ymax = after_stat(ymin)),
               width = 0.1)
```

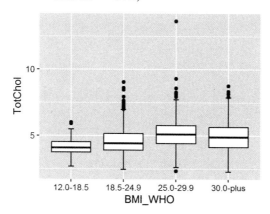

图 3-9　两变量箱线图(添加误差棒)

其中,stat_boxplot( )函数的参数 width 定义误差棒的宽度。

8. 标记均值点

在箱线图中标记均值点使用 stat_summary( )函数,通过其参数 shape 定义均值点形状，size 定义均值点大小，fill 定义均值点填充颜色。

```
ggplot(df, aes(x = BMI_WHO, y = TotChol)) +
  stat_boxplot(geom = "errorbar", width = 0.15) +
  geom_boxplot() +
  stat_summary(fun = "mean",
    geom = "point",
    shape = 23,
    size = 3,
    fill = "red")
```

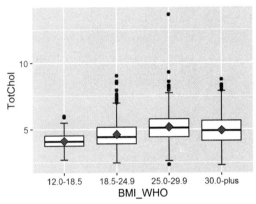

图 3-10　两变量箱线图(标记均值点)

9. 将 *x* 轴标签旋转 45 度

```
ggplot(df, aes(x = BMI_WHO, y = TotChol)) +
  geom_boxplot() +
  theme(axis.text.x = element_text(angle = 45, hjust = 1))
```

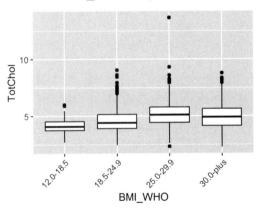

图 3-11　两变量箱线图(*x* 轴标签旋转 45 度)

10. 修改 *y* 轴的范围

```
ggplot(df, aes(x = BMI_WHO, y = TotChol)) +
  geom_boxplot(outlier.shape = NA) +
```

```
coord_cartesian(ylim = c(2, 8))
```

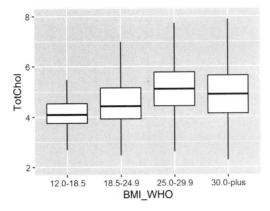

图 3-12 两变量箱线图(修改 y 轴的范围)

11. 修改 y 轴标题

```
ggplot(df, aes(x = BMI_WHO, y = TotChol)) +
  geom_boxplot() +
  ylab("总胆固醇(mmol/L)")
```

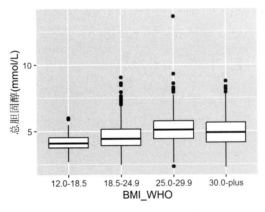

图 3-13 两变量箱线图(修改 y 轴标题)

12. 添加槽口

notch 是一个逻辑参数,它决定了是否在箱子上画凹槽。凹槽所表示的实际上是中位数的一个区间估计 (Robert McGill 和 Larsen 1978;Chambers 等,1983)。区间置信水平为 95 %,在比较两组数据中位数差异时,只需要观察箱线图的凹槽是否有重叠部分,若两个凹槽互不交叠,那么说明这两组数据的中位数有显著差异(p 值小于 0.05)。槽口宽度默认 notchwidth = 0.5,notchwidth 越小,越往里凹。默认 notch = FALSE。

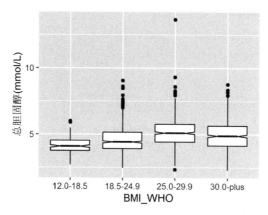

图 3-14 两变量箱线图(添加槽口)

13. 主题

第二章直方图的主题在本章均可应用。

14. boxplot {graphics}绘图风格

```
p<-ggplot(data = df, aes(x = BMI_WHO, y = TotChol)) +
  geom_boxplot(linetype = "dashed", outlier.shape = 1) +
  stat_boxplot(aes(ymin = after_stat(lower),
                   ymax = after_stat(upper)),
    outlier.shape = 1, fill = "grey80") +
  stat_boxplot(geom = "errorbar", aes(ymin = after_stat(ymax)),
               width = 0.2) +
  stat_boxplot(geom = "errorbar", aes(ymax = after_stat(ymin)),
               width = 0.2) +
theme_test() +
ylab(" 总胆固醇(mmol/L)")
```

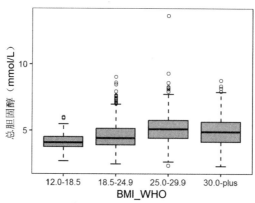

图 3-15 两变量箱线图(boxplot {graphics}绘图风格)

设置虚线颜色：

```
geom_boxplot(linetype="dashed",color="blue")
```

设置盒子线条颜色：

```
stat_boxplot(aes(ymin = after_stat(lower), ymax = after_stat(upper)),
              color="red",outlier.shape = 1)
```

设置误差棒颜色：

```
stat_boxplot(geom = "errorbar",aes(ymin=..ymax..),width=0.2,color="red")
outlier.color = "black" # 外点颜色
```

添加均值点：

```
p+ stat_summary(fun = "mean", na.rm = T, geom = "point",
shape = 23, size = 3, fill = "blue")
```

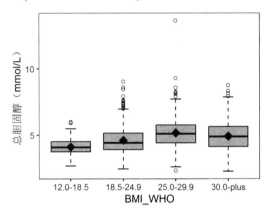

图3-16　两变量箱线图(添加均值点)

15. 添加样本量

```
sample_size = df %>% group_by(BMI_WHO) %>% summarize(num = n())
df %>%
  left_join(sample_size) %>%
  mutate(myaxis = paste0(BMI_WHO, "\n", "n=", num)) %>%
  ggplot(aes(x = myaxis, y = TotChol)) +
  geom_boxplot() +
  theme_classic() +
  labs(x = 'BMI_WHO', y = ' 总胆固醇(mmol/L)')
```

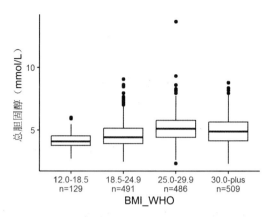

图 3-17　两变量箱线图(添加样本量)

16. 子集数据箱线图

```
ggplot(filter(df, Gender =='male'),aes(x = BMI_WHO, y = TotChol)) +
  geom_boxplot() +
  theme_classic() +
  labs(x = 'BMI_WHO', y = '总胆固醇(mmol/L)')
```

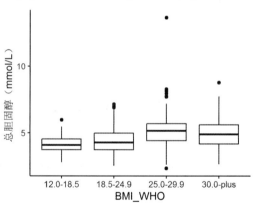

图 3-18　两变量箱线图(Gender ＝'male'子集)

17. 中位数排序箱线图

```
dfsub <- subset(df, Gender == 'male')
dfsub$BMI_WHO <- with(dfsub, reorder(BMI_WHO, TotChol, median))
ggplot(dfsub, aes(x = BMI_WHO, y = TotChol)) +
  geom_boxplot() +
  theme_classic() +
  labs(x = 'BMI_WHO', y = '总胆固醇(mmol/L)')
```

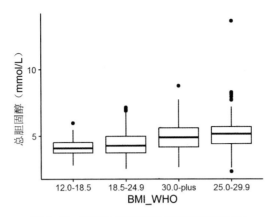

图 3-19 两变量箱线图(中位数按升序排列)

二、两变量箱线图添加统计学标记

(一)添加独立样本 t 检验统计学标记

1. Welch's t-test

(1)显著性标识

```
library(rstatix);library(ggpubr)
stat.test <- df %>%
  t_test(TotChol ~ Gender) %>%
  add_significance() #add_significance {rstatix},添加 p.signif
#stat.test
ggboxplot(df,
  x = "Gender",
  y = "TotChol",
  fill = "Gender",
  palette = "npg") +
  stat_pvalue_manual(stat.test, label = "Welch's t-test,
{p.signif}", y.position = 10) +
  theme(legend.position = "none") +
  labs(x = ' 性别 ', y = ' 总胆固醇(mmol/L)')
```

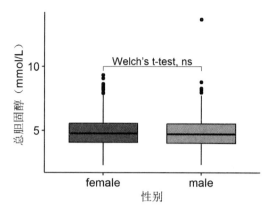

图 3-20　两变量箱线图(添加 Welch's t-test 显著性标识)

(2)*p* 值

将图 3-20 绘图代码中 stat_pvalue_manual () 函数的参数 label = "Welch's t-test, {p.signif}" 替换为 label = "Welch's t-test, p={p}"。

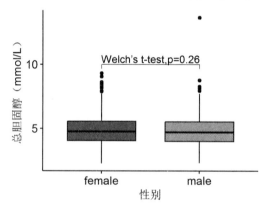

图 3-21　两变量箱线图(添加 Welch's t-test p 值)

2. *t*-test

(1)*p* 值

```
stat.test <- df %>%
    t_test(TotChol ~ Gender, var.equal = TRUE) %>%
    add_significance() #add_significance {rstatix},添加 p.signif
ggboxplot(df, x = "Gender", y = "TotChol") +
    stat_pvalue_manual(stat.test, label = "T-test,p={p}",
                        y.position = 10) +
labs(x = ' 性别 ', y = ' 总胆固醇(mmol/L)')
```

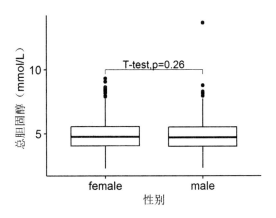

图 3-22　两变量箱线图(添加 t-test p 值)

(2)显著性标识

将图 3-22 绘图代码中 stat_pvalue_manual( )函数的参数 label = "T-test,p={p}"
替换为 label = "T-test,{p.signif}"

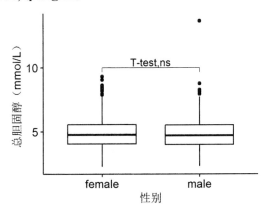

图 3-23　两变量箱线图(添加 t-test 显著性标识)

(二)添加独立样本 Wilcoxon test 统计学标记

1. 显著性标识

```
stat.test <- df %>%
  wilcox_test(TotChol ~ Gender) %>%
  add_significance() #add_significance {rstatix},添加 p.signif
ggboxplot(df, x = "Gender", y = "TotChol") +
stat_pvalue_manual(stat.test, label = "Wilcoxon test,{p.signif}",
                   y.position = 10) +
  labs(x = ' 性别 ', y = ' 总胆固醇(mmol/L)')
```

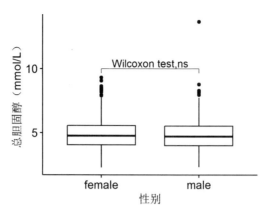

图 3-24　两变量箱线图(添加 Wilcoxon test 显著性标识)

2. *p* 值

将图 3-24 绘图代码中 stat_pvalue_manual () 函数的参数 label= "Wilcoxon test,{p.signif}" 替换为 label = "Wilcoxon test,p={p}"。

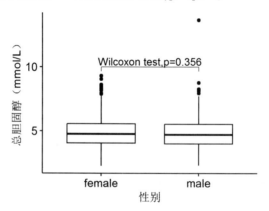

图 3-25　两变量箱线图(添加 Wilcoxon test *p* 值)

(三)添加配对样本 *t*-test 统计学标记

1. *p* 值

```
df2 <- ToothGrowth
stat.test <- df2 %>%
  t_test(len ~ supp, paired = TRUE)
ggpaired(df2, x = "supp", y = "len", color = "supp",
  palette = "jco", line.color = "gray", line.size = 0.4,
  ylim = c(0, 40)) +
  stat_pvalue_manual(stat.test, label = "p", y.position = 36) +
  theme(legend.position = "none")
```

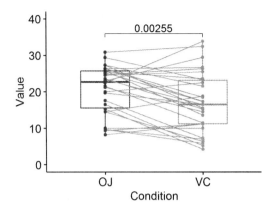

图 3-26　两变量箱线图(添加配对样本 *t*-test *p* 值)

2. 添加显著性标识

```
stat.test <- df2 %>%
  t_test(len ~ supp, paired = TRUE) %>%
  add_significance()
ggpaired(df2,
  x = "supp",
  y = "len",
  color = "supp",
  palette = "jco",
  line.color = "gray",
  line.size = 0.4,
  ylim = c(0, 40)) +
  stat_pvalue_manual(stat.test, label = "p.signif",
y.position = 36) +
  theme(legend.position = "none")
```

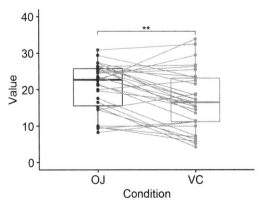

图 3-27　两变量箱线图(添加配对样本 *t*-test 显著性标识)

(四)添加配对样本 Wilcoxon 符号秩检验统计学标记

1. p 值

```
stat.test <- df2 %>%
  wilcox_test(len ~ supp, paired = TRUE) %>%
  add_significance()
ggpaired(df2,
  x = "supp", y = "len", color = "supp",  palette = "jco",
  line.color = "gray", line.size = 0.4, ylim = c(0, 40)) +
  stat_pvalue_manual(stat.test, label = "p", y.position = 36) +
  theme(legend.position = "none")
```

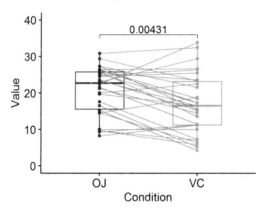

图 3-28　两变量箱线图(添加配对样本 Wilcoxon 符号秩检验 p 值)

2. 显著性标识

将图 3-28 绘图代码中 stat_pvalue_manual（）函数的参数 label = "p" 替换为 label = "p.signif"

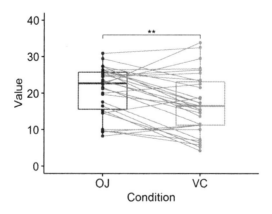

图 3-29　两变量箱线图(添加配对样本 Wilcoxon 符号秩检验显著性标识)

(五)添加单因素方差分析统计学标记

1. *p* 值

```
library(rstatix);library(ggpubr)
stat.test <- tukey_hsd(df, TotChol ~ BMIWHO)
ggboxplot(df, x = "BMIWHO", y = "TotChol") +
  stat_pvalue_manual(stat.test,
    tip.length = 0.01, label = "p.adj",
    y.position = c(9.1, 9.6, 10.1, 10.6, 11.1, 11.6)) +
  labs(y = ' 总胆固醇(mmol/L)')
```

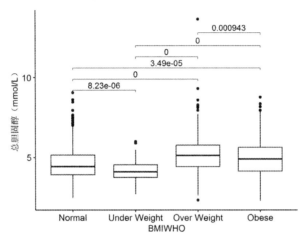

图 3-30　两变量箱线图(添加两两比较的 p.adj)

2. 显著性标识

将图 3-30 绘图代码中 stat_pvalue_manual( )函数的参数 label = "p.adj" 替换为 label = "p.adj.signif"

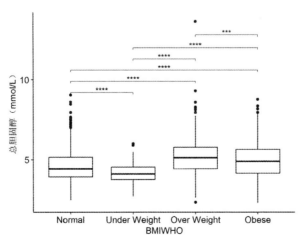

图 3-31　两变量箱线图(添加两两比较的显著性标识)

3. 添加标题和注释

```
res.anova <- df %>% anova_test(TotChol ~ BMIWHO)
res1 <- df %>%
  tukey_hsd(TotChol ~ BMIWHO, p.adjust.method = "bonferroni")
res1 <- res1 %>% add_xy_position(x = "BMIWHO")
ggboxplot(df, x = "BMIWHO", y = "TotChol") +
  stat_pvalue_manual(res1, step.increase = 0.05, tip.length = 0) +
  labs(subtitle = get_test_label(res.anova,
      detailed = TRUE), caption = get_pwc_label(res1))
```

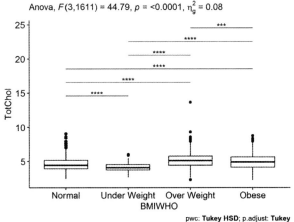

图 3-32 两变量箱线图(添加标题和注释)

(六)添加 Kruskal_test 统计学标记

1. 显著性标识

```
res.kruskal <- df %>% kruskal_test(TotChol ~ BMIWHO)
res1 <- df %>%
  dunn_test(TotChol ~ BMIWHO, p.adjust.method = "bonferroni")
res1 <- res1 %>% add_xy_position(x = "BMIWHO")
ggboxplot(df, x = "BMIWHO", y = "TotChol") +
  stat_pvalue_manual(res1, step.increase = 0.05) +
  labs(subtitle = get_test_label(res.kruskal, detailed = TRUE),
      caption = get_pwc_label(res1))
```

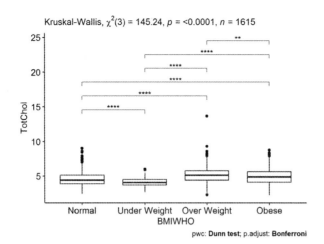

图 3-33 两变量箱线图(添加显著性标识)

2. p 值(指定对照组)

```
stat.test <- df %>% t_test(TotChol ~ BMIWHO,  ref.group = "Normal")
stat.test <- stat.test %>% add_xy_position(x = "BMIWHO")
ggboxplot(df, x = "BMIWHO", y = "TotChol", fill = "BMIWHO",
  palette = "jco") +
stat_pvalue_manual(stat.test, label = "p.adj", tip.length = 0.01) +
  theme(legend.position = "none")
```

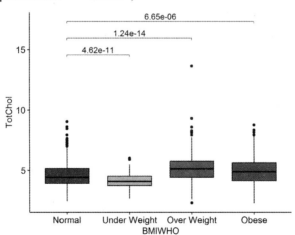

图 3-34 两变量箱线图(添加指定对照组 p 值)

3. 两两比较 p.adj 值

```
res.kruskal <- df %>% kruskal_test(TotChol ~ BMIWHO)
res1 <- df %>%
  dunn_test(TotChol ~ BMIWHO, p.adjust.method = "bonferroni")
res1 <- res1 %>% add_xy_position(x = "BMIWHO")
ggboxplot(df, x = "BMIWHO", y = "TotChol") +
```

```
stat_pvalue_manual(res1, step.increase = 0.05,
                label = "{round(p.adj,4)}") +
labs(subtitle = get_test_label(res.kruskal),
    caption = get_pwc_label(res1))
```

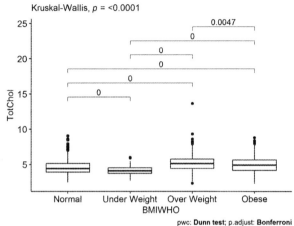

图 3-35　两变量箱线图(添加两两比较 p.adj 值)

4. 指定比较

```
my_comparisons <-
  list(c("Normal", "Under Weight"), c("Over Weight", "Obese"))
ggboxplot(df, x = "BMIWHO", y = "TotChol") +
  stat_compare_means(comparisons = my_comparisons,
                label.y = c(10, 11)) +
  stat_compare_means(label.y = 15) +
  labs(x = 'BMIWHO', y = '总胆固醇(mmol/L)')
```

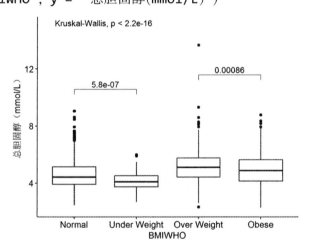

图 3-36　两变量箱线图(添加指定比较 p 值)

第三节 三变量箱线图

三变量箱线图包含两个分类变量：一个连续变量将其中一个分类变量映射到 aes 调用中的 x，另一个分类变量映射到 aes 调用中的 color 或 fill。

一、一个分类变量控制箱线图颜色，另一个分类变量映射到 aes 调用中的 x

1. 变量 *Gender* 控制箱线图线条颜色，变量 *BMI_WHO* 映射到 aes 调用中的 x

```
library(ggplot2)
ggplot(df, aes(x = BMI_WHO, y = TotChol, color = Gender)) +
  geom_boxplot() +
  theme(legend.position = "bottom") +
  labs(y = '总胆固醇(mmol/L)') +
  theme_test() +
  theme(legend.position = "bottom")
```

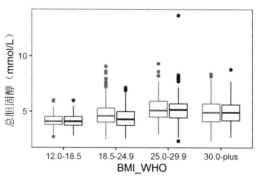

图 3-37 三变量箱线图(变量 *Gender* 控制箱线图线条颜色)

2. 变量 *Gender* 控制箱线图填充颜色，变量 *BMI_WHO* 映射到 aes 调用中的 x

```
ggplot(df, aes(x = BMI_WHO, y = TotChol, fill = Gender)) +
  geom_boxplot() +
  theme(legend.position = "bottom") +
  labs(y = '总胆固醇(mmol/L)') +
  theme_test() +
  theme(legend.position = "bottom")
```

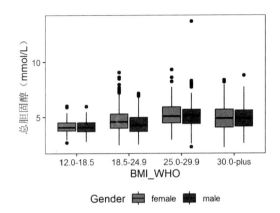

图 3-38　三变量箱线图(变量 *Gender* 控制箱线图填充颜色)

3. 变量 *BMI_WHO* 控制箱线图线条颜色,变量 *Gender* 映射到 aes 调用中的 *x*

```
ggplot(df, aes(x = Gender, y = TotChol, color = BMI_WHO)) +
  geom_boxplot() +
  theme(legend.position = "bottom") +
  labs(y = '总胆固醇(mmol/L)') +
  theme_test() +
  theme(legend.position = "bottom")
```

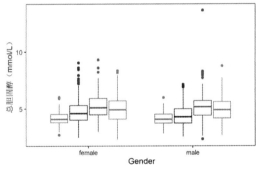

图 3-39　三变量箱线图(变量 *BMI_WHO* 控制箱线图线条颜色)

4. 变量 *BMI_WHO* 控制箱线图填充颜色,变量 *Gender* 映射到 aes 调用中的 *x*

```
ggplot(df, aes(x = Gender, y = TotChol, fill = BMI_WHO)) +
  geom_boxplot() +
  theme(legend.position = "bottom") +
  labs(y = '总胆固醇(mmol/L)') +
  theme_test() +
  theme(legend.position = "bottom")
```

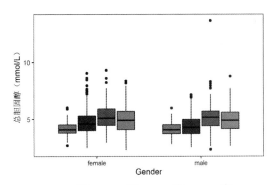

图3-40 三变量箱线图(变量 *BMI_WHO* 控制箱线图填充颜色)

ggsci 包提供了一系列的调色板,收录了来自顶级科学期刊的配色、数据库可视化中的配色等, 不论是离散型的配色还是连续型的配色一应俱全。所有的调色板可以被 ggplot2 的 scale 系列函数直接调用, 调用命令为:scale_color_palname () ; scale_fill_palname()

其中,palname 为相应的调色板名称,color 表示线条、点的颜色, fill 表示填充色。

例如:

(1)*Science* 杂志配色方案

```
library(ggsci)
ggplot(df,aes(x=Gender,y=TotChol,fill=BMI_WHO))+
geom_boxplot()+
theme(legend.position="bottom")+
labs(x='BMI_WHO',y=' 总胆固醇(mmol/L)')+
scale_fill_aaas()
```

(2)*Nature* 杂志配色方案

```
scale_fill_npg()
```

(3)新英格兰医学杂志配色方案

```
scale_fill_nejm()
```

二、分面箱线图

(一)Gender 为分面变量

基于分面变量对图形进行分面,每个子图代表数据的一个子集。如果各组之间尺度相差过大而被拉扯,需要用 facet_wrap ()函数对图形进行分面。

facet_wrap(~ 分面的变量,scales="free")。其中,scales="free" 是使得分面后的各面有适应其图形的坐标。如果不加 scales="free",则只是分面而不改变坐标轴。

1. Gender 为分面变量,scales="free"

```
ggplot(df, aes(x = BMI_WHO, y = TotChol)) +
  geom_boxplot() +
```

```
facet_wrap( ~ Gender, scales = "free") +
labs(y = '总胆固醇(mmol/L)') +
theme_test()
```

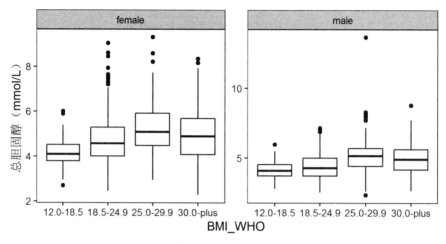

图 3-41 三变量箱线图(*Gender* 为分面变量,scales="free")

2. *Gender* 为分面变量,使用默认参数 scales = "fixed"

```
ggplot(df, aes(x = BMI_WHO, y = TotChol)) +
  geom_boxplot() +
  facet_wrap( ~ Gender) +
  labs(y = '总胆固醇(mmol/L)') +
  theme_test()
```

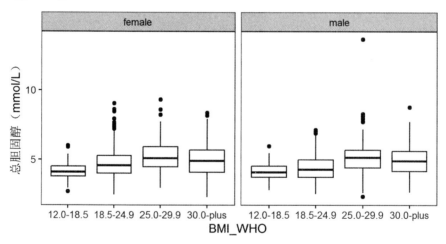

图 3-42 三变量箱线图(*Gender* 为分面变量,scales = "fixed")

使用 facet_wrap ()函数的默认参数对图形分面,图与图之间有空白区域,如果想删除此空白,可以在主题函数 theme()中设置参数 panel.spacing.x = unit(0,'lines')。

```
ggplot(df, aes(x = BMI_WHO, y = TotChol)) +
```

```
geom_boxplot() +
facet_wrap( ~ Gender) +
labs(y = '总胆固醇(mmol/L)') +
theme_test() +
theme(panel.spacing = unit(0, 'lines'))
```

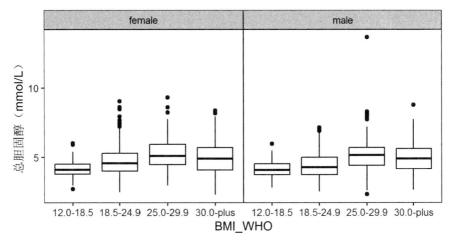

图3–43 三变量箱线图(*Gender*为分面变量,scales = "fixed")

去除分面图形标题的黑色边框:

```
ggplot(df, aes(x = BMI_WHO, y = TotChol)) +
  geom_boxplot() +
  facet_wrap( ~ Gender) +
  labs(y = '总胆固醇(mmol/L)') +
  theme_test() +
  theme(panel.spacing = unit(0, 'lines'),
    strip.background = element_rect(color = "grey70"))
```

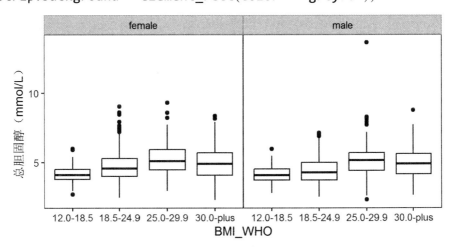

图3–44 三变量箱线图(去除标题的黑色边框)

（二）*BMI_WHO* 为分面变量，scales = "fixed"

```
ggplot(df, aes(x = Gender, y = TotChol)) +
  geom_boxplot() +
  facet_wrap( ~ BMI_WHO) +
  labs(y = '总胆固醇(mmol/L)') +
  theme_test()
```

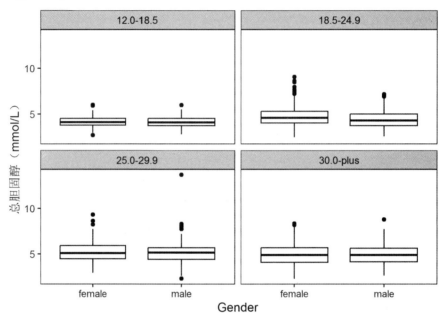

图 3-45　三变量箱线图(*BMI_WHO* 为分面变量，scales = "fixed")

三、*x* 轴使用离散坐标标度

```
library(ggh4x)
ggplot(df, aes(interaction(Gender, BMIWHO), TotChol)) +
  geom_boxplot() +
  scale_x_discrete(guide = "axis_nested") +
  labs(x = 'BMIWHO', y = '总胆固醇(mmol/L)') +
  theme_test()
```

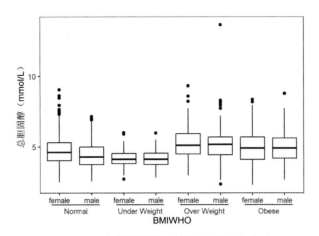

图3-46 三变量箱线图(x轴使用离散坐标标度)

```
ggplot(df, aes(interaction(Gender, BMIWHO), TotChol)) +
  geom_boxplot() +
  scale_x_discrete(guide = "axis_nested") +
  labs(x = 'BMIWHO', y = '总胆固醇(mmol/L)') +
  theme_test() +
  theme(ggh4x.axis.nestline = element_line(linetype = 2))
```

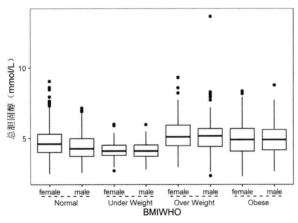

图3-47 三变量箱线图[x轴使用离散坐标标度,element_line(linetype=2)]

四、添加统计学标记

1. 分面箱线图添加 $t\_test\,p$ 值

```
library(ggpubr)
library(rstatix)
stat.test <-
  df %>% group_by(AgeGro) %>% t_test(TotChol ~ Gender) %>%
adjust_pvalue() %>%
```

```
add_significance("p.adj")
ggboxplot(
  df,
  x = "Gender",
  y = "TotChol",
  fill = "Gender",
  palette = "npg",
  facet.by = "AgeGro",
  ylim = c(0, 10)) +
  stat_pvalue_manual(stat.test, label = "p.adj", y.position = 9) +
  labs(x = 'Gender', y = ' 总胆固醇(mmol/L)') +
  theme(legend.position = "none")
```

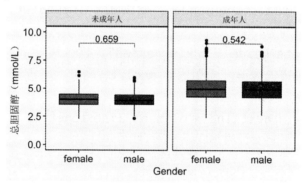

图 3-48　分面箱线图(添加 t_test p 值)

2. 三变量箱线图添加显著性标识(指定对照组)

```
stat.test <- compare_means(TotChol ~ BMIWHO,
    data = df, group.by = "Gender",
    method = "t.test", ref.group = "Normal")
ggboxplot(df, x = "Gender", y = "TotChol",
  fill = "BMIWHO", palette = "jco") +
  stat_pvalue_manual(stat.test, x = "Gender", y.position = 10,
    label = "p.signif", position = position_dodge(0.8)) +
  theme_test() +
  theme(legend.position = "bottom") +
  labs(x = 'Gender', y = ' 总胆固醇(mmol/L)')
```

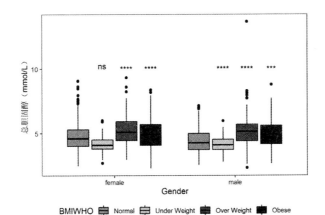

图 3-49　三变量箱线图(添加显著性标识)

3. 分面箱线图(添加多重比较显著性标识)

```
stat.test <- df %>%
  group_by(Gender) %>%
  t_test(TotChol ~ BMIWHO)
#stat.test
# Box plots with p-values
stat.test <- stat.test %>% add_y_position()
ggboxplot(df, x = "BMIWHO", y = "TotChol", facet.by = "Gender") +
  stat_pvalue_manual(stat.test, label = "p.adj.signif", tip.length = 0.01) +
  scale_y_continuous(expand = expansion(mult = c(0.05, 0.1))) +
  labs(x = 'BMIWHO', y = '总胆固醇(mmol/L)') +
  theme(axis.text.x = element_text(angle = 45, hjust = 1))
```

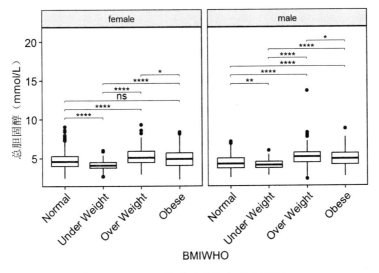

图 3-50　分面箱线图(添加显著性标识)

4. 分面箱线图(添加 t_test p 值)

```
stat.test <- df %>%
  group_by(BMIWHO) %>%
  t_test(TotChol ~ Gender)
#stat.test
# Box plots with p-values
stat.test <- stat.test %>% add_y_position()
ggboxplot(df, x = "Gender", y = "TotChol", facet.by = "BMIWHO") +
  stat_pvalue_manual(stat.test, label = "p", tip.length = 0.01) +
  scale_y_continuous(expand = expansion(mult = c(0.05, 0.1))) +
  labs(x = 'Gender', y = '总胆固醇(mmol/L)') +
  theme(legend.position = "none")
```

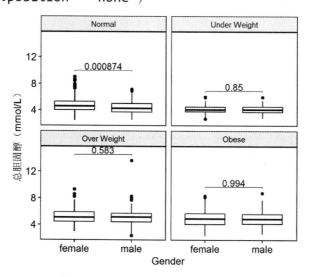

图 3–51　分面箱线图(添加 t_test p 值)

5. 分面箱线图(添加配对 wilcox.test p 值)

```
library(ggpubr)
compare_means(len ~ supp, data = ToothGrowth,
              group.by = "dose", paires = TRUE)
ggpaired(ToothGrowth, x = "supp", y = "len", color = "supp",
  palette = "jama", line.color = "gray", line.size = 0.4,
  facet.by = "dose", short.panel.labs = F) +
  theme(legend.position = "none") +
  stat_compare_means(label = "p.format", paired = TRUE)
```

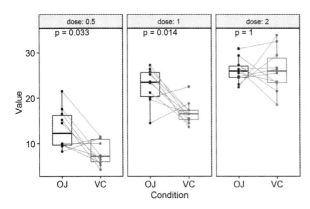

图 3-52　分面箱线图(添加配对 wilcox.test p 值)

第四节　四变量箱线图

四变量箱线图是基于 4 个变量创建,根据 3 个分类变量的类别值对连续变量数据分组,绘制每组变量值的箱线图。

1. 分面箱线图

根据需要将 3 个分类变量分别定义为 x 变量、分面变量和颜色填充变量。

```
library(ggplot2)
ggplot(df, aes(x = BMI_WHO, y = TotChol, fill = Gender)) +
  geom_boxplot() +
  facet_wrap( ~ AgeGro, scales = "free") +
  labs(y = '总胆固醇(mmol/L)') +
  theme_test() +
  theme(legend.position = "bottom")
```

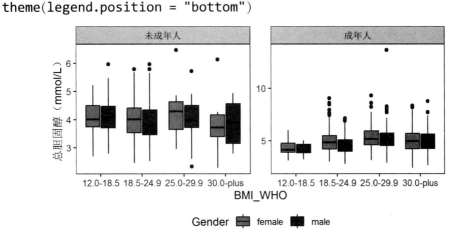

图 3-53　四变量分面箱线图

2. 嵌套分面箱线图

```
library(ggh4x)
ggplot(df, aes(x = BMI_WHO, y = TotChol, fill = BMI_WHO)) +
  stat_boxplot(aes(x = BMI_WHO, y = TotChol),
                geom = 'errorbar', width = 0.3) +
  geom_boxplot(outlier.shape = NA, width = 0.5) +
  theme_test() +
  theme(legend.position = "bottom") +
  theme(axis.text.x = element_blank(),
        axis.ticks.x = element_blank()) +
  xlab('') +
  ylab('') +
  scale_fill_manual(values = c('#BFA2DB', '#F58840', '#CDF2CA',
                '#9D9D9D'), name = '') +
  facet_nested_wrap(vars(AgeGro, Gender), nrow = 1, scales = "free")
```

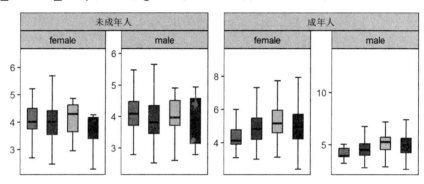

图 3-54　嵌套分面箱线图(默认背景和框线)

下面改变嵌套分面标题背景和边框颜色。

(1)一排嵌套分面,无框线

```
library(ggh4x)
strip = strip_nested(background_x =
          elem_list_rect(fill = c(rep('grey', 2),
                  rep(c('#F58840', '#9AE66E'), 2)),
                  color = rep('white', 6)))
ggplot(df, aes(x = BMI_WHO, y = TotChol, fill = BMI_WHO)) +
  stat_boxplot(aes(x = BMI_WHO,
          y = TotChol),
                  geom = 'errorbar',
```

```
              width = 0.3) +
  geom_boxplot(outlier.shape = NA, width = 0.5) +
  theme_test() +
  theme(legend.position = "bottom") +
  theme(axis.text.x = element_blank(),
        axis.ticks.x = element_blank()) +
  xlab('') +
  ylab('') +
  scale_fill_manual(values = c('#BFA2DB',
                    '#F58840',
                    '#CDF2CA',
                    '#9D9D9D'),
                    name = '') +
  facet_nested_wrap(vars(AgeGro, Gender),
                    nrow = 1,
                    scales = "free",
                    strip = strip)
```

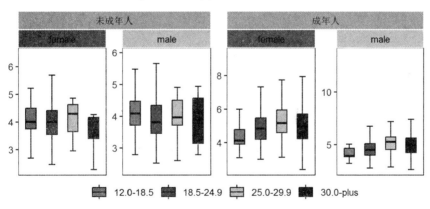

图 3-55 嵌套分面箱线图(无框线)

(2)两排嵌套分面,无框线

```
library(ggh4x)
strip = strip_nested(background_x = elem_list_rect(fill =
                    c(rep('grey', 2),rep(
                    c('#F58840', '#9AE66E'), 2
                    )), color = rep('white', 6)))
library(ggplot2)
ggplot(df, aes(x = BMI_WHO, y = TotChol, fill = BMI_WHO)) +
  stat_boxplot(aes(x = BMI_WHO, y = TotChol),
               geom = 'errorbar', width = 0.3) +
```

```
geom_boxplot(outlier.shape = NA, width = 0.5) +
theme_test() +
theme(legend.position = "bottom") +
theme(axis.text.x = element_blank(),
      axis.ticks.x = element_blank()) +
xlab('') +
ylab('') +
scale_fill_manual(values = c('#BFA2DB', '#F58840', '#CDF2CA',
                  #9D9D9D'),name = '') +
facet_nested_wrap(vars(AgeGro, Gender), scales = "free", strip =
                  strip)
```

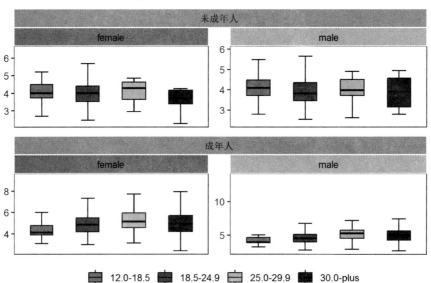

图 3–56 嵌套分面箱线图(无框线)

(3)两排嵌套分面,黑色框线

```
library(ggh4x)
strip = strip_nested(background_x =
        elem_list_rect(fill = c(rep('grey', 2),
                        rep(c('#F58840', '#9AE66E'), 2))))
library(ggplot2)
ggplot(df, aes(x = BMI_WHO, y = TotChol, fill = BMI_WHO)) +
  stat_boxplot(aes(x = BMI_WHO,
          y = TotChol),
                    geom = 'errorbar',
          width = 0.3) +
  geom_boxplot(outlier.shape = NA, width = 0.5) +
```

```
theme_test() +
theme(legend.position = "bottom") +
theme(axis.text.x = element_blank(),
      axis.ticks.x = element_blank()) +
xlab('') +
ylab('') +
scale_fill_manual(values = c('#BFA2DB',
                  '#F58840',
                  '#CDF2CA',
                  '#9D9D9D'),
                  name = '') +
facet_nested_wrap(vars(AgeGro, Gender),
      scales = "free",
      strip = strip)
```

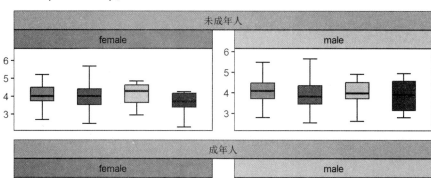

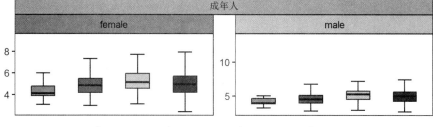

图 3-57　嵌套分面箱线图(黑色框线)

(4)两排嵌套分面,浅灰色框线

```
library(ggh4x)
strip = strip_nested(background_x =
      elem_list_rect(fill = c(rep('grey', 2),
                  rep(c('#F58840', '#9AE66E'), 2 )),
      color = rep('grey60', 6)))
library(ggplot2)
ggplot(df, aes(x = BMI_WHO, y = TotChol, fill = BMI_WHO)) +
  stat_boxplot(aes(x = BMI_WHO, y = TotChol),
```

```
                        geom = 'errorbar', width = 0.3) +
geom_boxplot(outlier.shape = NA, width = 0.5) +
theme_test() +
theme(legend.position = "bottom") +
theme(axis.text.x = element_blank(),
      axis.ticks.x = element_blank()) +
xlab('') +
ylab('') +
scale_fill_manual(values = c('#BFA2DB',
                  '#F58840',
                  '#CDF2CA',
                  '#9D9D9D'),
                      name = '') +
facet_nested_wrap(vars(AgeGro, Gender),
      scales = "free",
      strip = strip)
```

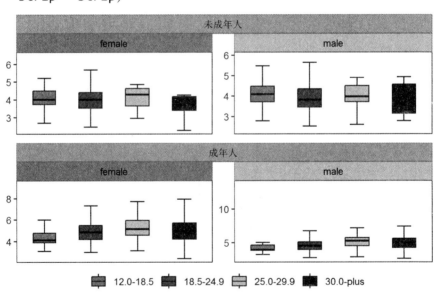

图 3-58　嵌套分面箱线图 (浅灰色框线)

计算每个分组数据的中位数和频数：

```
library(tidyverse)
fin = list()
for (i in names(table(df$BMI_WHO))) {
  tmp1 = df %>% filter(BMI_WHO == i)
  for (j in names(table(df$Gender))) {
    tmp2 = tmp1 %>% filter (Gender == j)
```

```
  for (k in names(table(df$AgeGro))) {
    tmp3 = tmp2 %>% filter (AgeGro == k)
    res = round(median(tmp3$TotChol, na.rm = T), digits = 3)
    n = round(length(tmp3$TotChol), digits = 0)
    fin[[paste(i, j, k, sep = '')]] <- c(n, res)
  }
 }
}
fin_res = fin %>% do.call('rbind', .) %>% data.frame()
fin_res$x <- c(rep(1.5, 4), rep(2.5, 4), rep(3.5, 4), rep(4.5, 4))
fin_res$y = 5
fin_res$lable = paste(fin_res$X2, "|n=", fin_res$X1, sep = '')
fin_res$BMI_WHO = rep(c('0-18.5', '18.5-24.9', '25.0-29.9',
                        '30.0-plus'), each = 4)
fin_res$Gender = rep(c('female', 'male'), each = 2, time = 4)
fin_res$AgeGro = rep(c(' 未成年人 ', ' 成年人 '), each = 1, time = 8)
```

第四章　条形图

第一节　频数条形图

本章绘图数据来源(https://wwwn.cdc.gov/nchs/nhanes/continuousnhanes/default.aspx?BeginYear=2017)

```
library(foreign)
DEMO_J <- read.xport("D:\\DEMO_J.XPT")
BIOPRO_J <- read.xport("D:\\BIOPRO_J.XPT")
BMX_J <- read.xport("D:\\BMX_J.XPT")
DEMO <- DEMO_J[, c(1, 4, 5, 7)]
BIOPRO <- BIOPRO_J[, c(1, 35, 39, 41)]
BMX <- BMX_J[, c(1, 3, 9, 11)]
DB <- merge(DEMO, BIOPRO)# 合并数据集
DBm <- merge(DB, BMX)
DBB <- na.omit(DBm)
#LBDSTRSI － 甘油三脂 (mmol/L)
#LBDSCHSI － 总胆固醇(mmol/L)
# 按高血尿酸标准创建分类变量血尿酸
DBB$血尿酸 <- ifelse((DBB$LBDSUASI > 416 & DBB$RIAGENDR == 1 |
    DBB$LBDSUASI > 357 & DBB$RIAGENDR == 2), "高", "正常")
DBB$总胆固醇 <- ifelse((DBB$LBDSCHSI > 5.7), "高", "正常")
DBB$甘油三脂 <- ifelse((DBB$LBDSTRSI > 1.7), "高", "正常")
DBB$RIDRETH2 <- DBB$RIDRETH1
# 创建年龄分组变量年龄段
DBB$年龄段  = ifelse(DBB$RIDAGEYR <= 17, "0-17",
  ifelse(DBB$RIDAGEYR > 17 & DBB$RIDAGEYR <= 44, "18-44",
    ifelse(DBB$RIDAGEYR > 44 & DBB$RIDAGEYR <= 59, "45-59",
      ifelse(DBB$RIDAGEYR > 59 & DBB$RIDAGEYR <= 74,"60-74",
        ifelse(DBB$RIDAGEYR > 74, "75-plus", NA)))))
# 定义因子水平
```

```
DBB$年龄段  <- factor(DBB$年龄段,
    levels = c("0-17", "18-44", "45-59", "60-74", "75-plus"))
#更改变量标签
DBB <- within(DBB, {
    RIAGENDR <- factor(RIAGENDR, labels = c("男", "女"))
    RIDRETH1 <- factor(RIDRETH1,
                        labels = c("Mexican", "Hispanic",
                                   "White", "Black ", "Other"))
    RIDRETH2 <- factor(RIDRETH2, labels = c("Mexican American",
                                            "Other Hispanic",
                                            "Non-Hispanic White",
                                            "Non-Hispanic Black",
                                            "Other Race"))
})
DBB$BMI_WHO = ifelse(DBB$BMXBMI < 18.5, "Under Weight",
    ifelse(DBB$BMXBMI >= 18.5 & DBB$BMXBMI < 25, "Normal",
        ifelse(DBB$BMXBMI >= 25 & DBB$BMXBMI < 30, "Over Weight",
            ifelse(DBB$BMXBMI >= 30, "Obese", NA))))
DBB$BMI_WHO <- factor(DBB$BMI_WHO,
    levels = c("Under Weight", "Normal", "Over Weight", "Obese"))
```

一、单个分类变量频数条形图

1. 默认参数

```
library(ggplot2)
p<-ggplot(DBB, aes(年龄段)) +
    geom_bar()
```

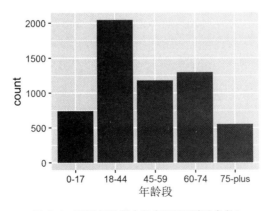

图4-1　不同年龄段人数条形图(默认参数)

2. 添加条柱标签

```
p +
  geom_text(stat = "count",
            aes(label = after_stat(count)),
            vjust = -0.25) + ylim(0, 2100)
```

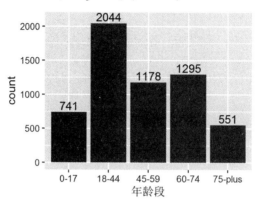

图 4-2　不同年龄段人数条形图(添加条柱标签)

3. 改变条柱填充颜色

```
ggplot(DBB, aes(年龄段)) +
  geom_bar(fill = "steelblue")
```

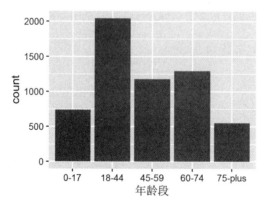

图 4-3　不同年龄段人数条形图(条柱填充蓝色)

4. theme_test()绘图主题(第一章中的绘图主题在绘制条形图时全部适用)

```
p +
  theme_test()
```

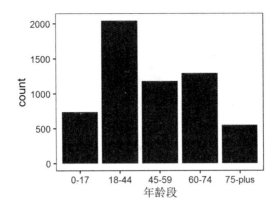

图4-4 不同年龄段人数条形图[theme_test()主题]

5. 排序频数条形图

(1)降序排列

```
library(ggpubr)
attach(DBB)
bar <- data.frame(table(年龄段)) # 生成一个新数据集
ggbarplot(bar, x = " 年龄段 ",
    y = "Freq",
    fill = "steelblue",
    sort.val = "desc") +
  theme_bw() +
  labs(x = " 年龄(岁)", y = " 人数 ") +
  theme(panel.grid = element_blank())
```

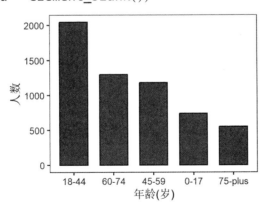

图4-5 不同年龄段人数降序条形图

(2)升序排列

```
ggbarplot(bar,
    x = " 年龄段 ",
    y = "Freq",
```

```
fill = "steelblue",
sort.val = "asc") +
theme_bw() +
labs(x = "年龄(岁)", y = "人数") +
theme(panel.grid = element_blank())
```

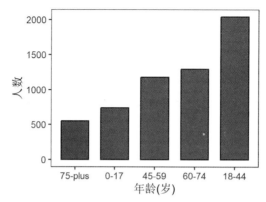

图 4-6　不同年龄段人数升序条形图

(3)升序排列[expand = c(0, 0)]

```
ggbarplot(bar, x = "年龄段", y = "Freq",
  fill = "steelblue", sort.val = "asc") +
  theme_bw() +
  scale_y_continuous(expand = c(0, 0), limits = c(0, 2200)) +
  labs(x = "年龄(岁)", y = "人数") +
  theme(panel.grid = element_blank())
```

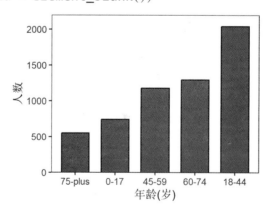

图 4-7　不同年龄段人数升序条形图[expand = c(0, 0)]

(4)升序排列添加条柱标签

```
ggbarplot(bar, x = "年龄段", y = "Freq", fill = "steelblue",
  label = TRUE, label.pos = "out",
  lab.nb.digits = 2, sort.val = "asc") +
```

```
scale_y_continuous(expand = c(0, 0), limits = c(0, 2300)) +
theme_bw() +
labs(x = "年龄(岁)", y = "人数") +
theme(panel.grid = element_blank())
```

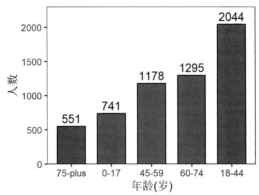

图4-8 不同年龄段人数升序条形图(添加条柱标签)

6.x轴刻度标签严重重叠解决方案

x轴刻度标签太长,容易造成重叠,这种刻度标签严重重叠的解决方案有以下三种。

(1)绘制水平条形图

```
ggplot(DBB, aes(y = RIDRETH2)) +
  geom_bar()
```

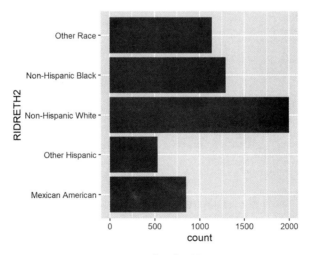

图4-9 水平条形图

(2)将x轴刻度标签旋转45度

```
ggplot(DBB, aes(RIDRETH2)) +
  geom_bar() +
  theme(axis.text.x = element_text(angle = 45, hjust = 1))
```

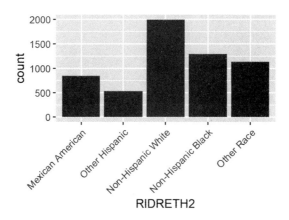

图 4-10 条形图(x 轴刻度标签旋转 45 度)

(3)将 x 轴刻度标签分两行排列

```
ggplot(DBB, aes(RIDRETH2)) +
  geom_bar() +
  scale_x_discrete(breaks = c("Mexican American",
      "Other Hispanic", "Non-Hispanic White",
      "Non-Hispanic Black", "Other Race"),
    labels = c("Mexican\nAmerican", "Other\nHispanic",
      "Non-Hispanic\nWhite", "Non-Hispanic\nBlack",
      "Other \n Race"))
```

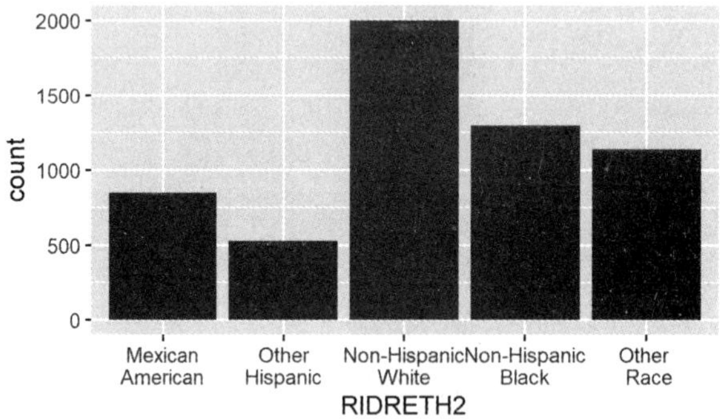

图 4-11 条形图(x 轴刻度标签分两行排列)

二、两个分类变量频数条形图

(一)簇状频数条形图

1. 默认参数

```
ggplot(DBB, aes(年龄段, fill = 血尿酸)) +
  geom_bar(position = 'dodge')
```

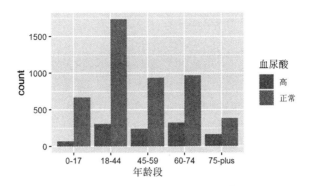

图4-12 簇状条形图(默认参数)

2. 添加条柱标签

```
ggplot(DBB, aes(年龄段, fill = 血尿酸)) +
  geom_bar(position = 'dodge') +
  ylim(0, 2000) +
  geom_text(stat = 'count',
    aes(label = after_stat(count)),
    color = "black",
    size = 2.8,
    position = position_dodge(0.8), vjust = -0.7)
```

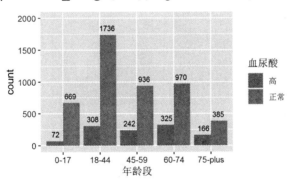

图4-13 簇状条形图(添加条柱标签)

3. 将图例置于底部

```
ggplot(DBB, aes(年龄段, fill = 血尿酸)) +
  geom_bar(position = 'dodge') +
  geom_text(stat = 'count', aes(label = after_stat(count)),
    color = "black", size = 2.8,
    position = position_dodge(0.8), vjust = -0.7) +
  theme(legend.position = "bottom")
```

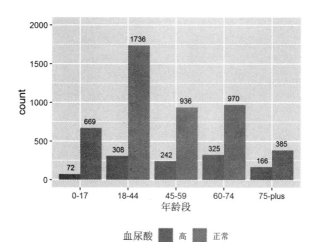

图 4-14　簇状条形图(底部图例)

4. theme_test()绘图主题

```
ggplot(DBB, aes(年龄段, fill = 血尿酸)) +
  geom_bar(position = 'dodge') +
  theme_test()
```

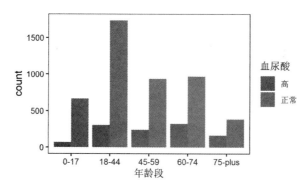

图 4-15　簇状条形图(theme_test 绘图主题)

5. 设置条柱宽度

```
ggplot(DBB, aes(年龄段, fill = 血尿酸)) +
  geom_bar(position = 'dodge', width = 0.7)
```

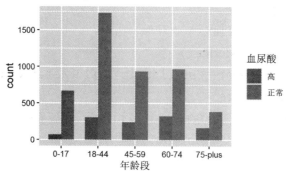

图 4-16　簇状条形图(width=0.7)

6. 自定义条柱填充颜色

```
ggplot(DBB, aes(年龄段, fill = 血尿酸)) +
  geom_bar(position = 'dodge', width = 0.7) +
  scale_fill_manual(values = c('#A6A8AB', '#36B34A'))
```

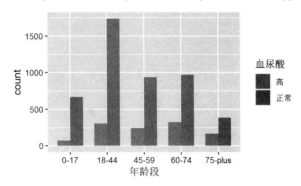

图4-17　簇状条形图(自定义条柱填充颜色)

7. 条柱填充色使用NPG Journal颜色方案

```
library(ggsci)
ggplot(DBB, aes(年龄段, fill = 血尿酸)) +
  geom_bar(position = 'dodge', width = 0.7) +
  scale_fill_npg()
```

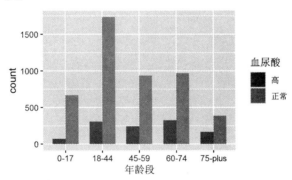

图4-18　簇状条形图(NPG Journal Color Palettes)

(二)堆积频数条形图

1. 默认参数

```
library(ggplot2)
ggplot(DBB, aes(RIDRETH1, fill = 血尿酸)) +
  geom_bar()
```

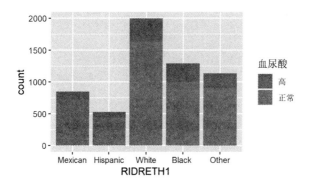

图 4-19 堆积条形图

2. 添加条柱标签

```
ggplot(DBB, aes(RIDRETH1, fill = 血尿酸)) +
  geom_bar() +
  geom_text(stat = 'count',
    aes(label = after_stat(count)),
    color = "white",
    size = 3.5,
    position = position_stack(vjust = 0.5))
```

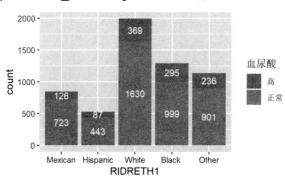

图 4-20 堆积条形图(添加条柱标签)

3. 图例置底

```
ggplot(DBB, aes(RIDRETH1, fill = 血尿酸)) +
  geom_bar() +
  theme(legend.position = "bottom")
```

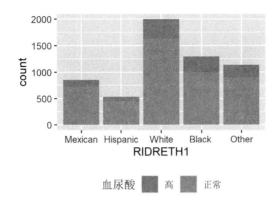

图 4-21 堆积条形图(图例置底)

(三)百分比堆积频数条形图

1. ggbarstats()函数绘制百分比堆积条形图

(1)缺省参数

ggstatsplot::ggbarstats(data = DBB, x = 血尿酸,
  y = 年龄段, results.subtitle = F)

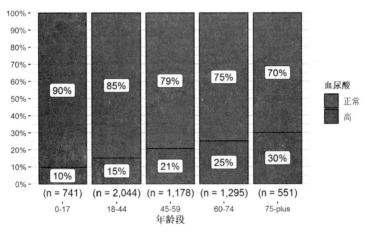

图 4-22 不同年龄人群高尿酸血症百分比堆积条形图(缺省参数)

(2)设置条柱标签小数点位数

ggbarstats(data = DBB, x = 血尿酸, y = 年龄段,
  perc.k = 2, results.subtitle = F)

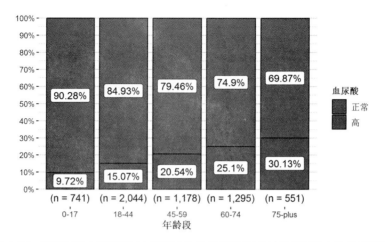

图 4-23 不同年龄人群高尿酸血症百分比堆积条形图(条柱标签保留小数点后两位)

(3)指定条柱填充颜色

```
library(ggplot2)
ggbarstats(data = DBB, x =  尿酸, y = 年龄段, results.subtitle = F) +
    scale_fill_manual(values = c('#A6A8AB', '#36B34A'))
```

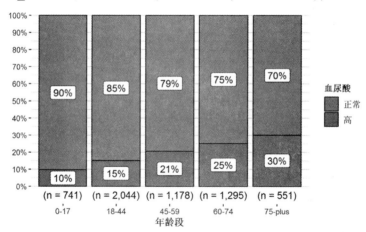

图 4-24 不同年龄人群高尿酸血症百分比堆积条形图(指定条柱填充颜色)

(4)NPG Journal Color Palettes

```
ggbarstats(data = DBB,
    x =  血尿酸,
    y = 年龄段,
    package = "ggsci",
    palette = "nrc_npg",
    results.subtitle = F)
```

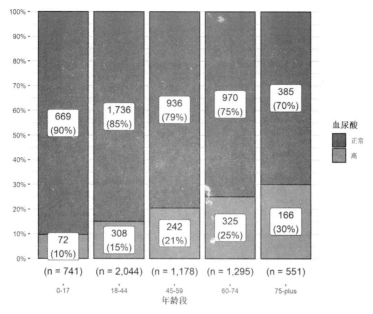

图 4-25 不同年龄人群高尿酸血症百分比堆积条形图 (NPG Journal Color Palettes)

(5)theme_classic()主题

ggbarstats(data = DBB, x = 血尿酸, y = 年龄段,
   ggtheme = ggplot2::theme_classic(), results.subtitle = F)

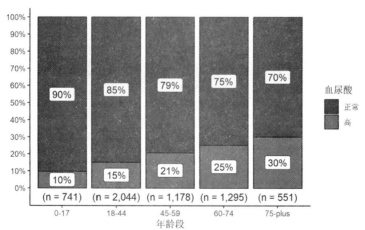

图 4-26 不同年龄人群高尿酸血症百分比堆积条形图 (theme_classic 主题)

(6)theme_test()主题

ggbarstats(data = DBB, x = 血尿酸, y = 年龄段,
   ggtheme = ggplot2::theme_test(), results.subtitle = F)

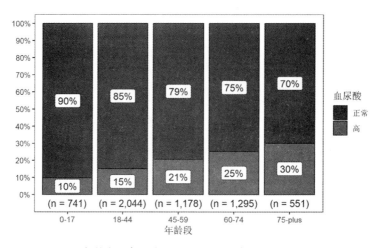

图 4-27　不同年龄人群高尿酸血症百分比堆积条形图(theme_test 主题)

（7）条柱标签去除边框，令 label.size=NA

```
ggbarstats(data = DBB, x =  血尿酸, y = 年龄段,
  label.args = list(size = 4, fill = 'white', label.size = NA,
  alpha = 1), results.subtitle = F)
```

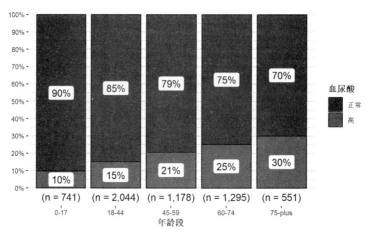

图 4-28　不同年龄人群高尿酸血症百分比堆积条形图(条柱标签去除边框)

条柱标签字号和样式设置使用 label.args=list(size=4, fontface = 'bold')

（8）条柱标签去除白色背景

```
ggbarstats(data = DBB, x =  血尿酸, y = 年龄段,
  label.args = list(alpha = 0), results.subtitle = F)
```

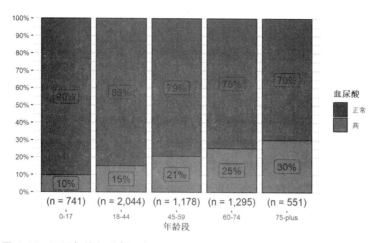

图4-29　不同年龄人群高尿酸血症百分比堆积条形图(条柱标签去除白色背景)

(9)条柱标签去除白色背景和黑色边框

```
ggbarstats(data = DBB, x =  血尿酸, y = 年龄段,
   label.args = list(label.size = NA, alpha = 0),
   results.subtitle = F)
```

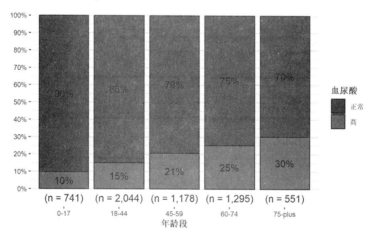

图4-30　不同年龄人群高尿酸血症百分比堆积条形图(条柱标签去除黑色边框)

(12)图例置于底部

```
ggbarstats(data = DBB, x =  血尿酸, y = 年龄段,
   ggplot.component = list(ggplot2::theme(legend.position = "bottom")),
   results.subtitle = F)
```

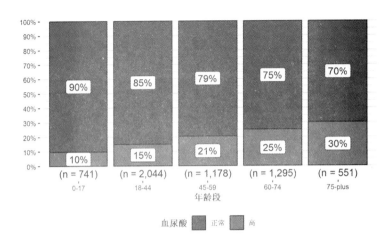

图 4-31　不同年龄人群高尿酸血症百分比堆积条形图(图例置于底部)

(10)修改 x 轴和 y 轴标签

```
ggbarstats(data = DBB, x =  血尿酸, y = 年龄段, xlab = " 年龄 ",
  ylab = "Percentage", results.subtitle = F)
```

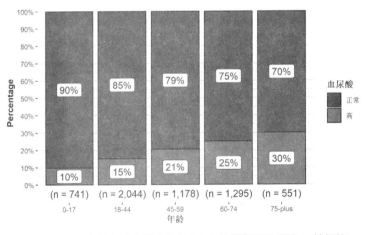

图 4-32　不同年龄人群高尿酸血症百分比堆积条形图(添加 y 轴标签)

(11)设置坐标轴刻度标签字号和颜色

```
ggbarstats(data = DBB, x =  血尿酸, y = 年龄段,
  results.subtitle = F) +
  theme(axis.text.x = element_text(size = 12, color = 'black')) +
  theme(axis.text.y = element_text(size = 12, color = 'black'))
```

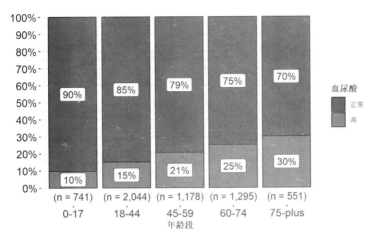

图 4-33 不同年龄人群高尿酸血症百分比堆积条形图(设置坐标轴刻度标签字号的颜色)

(12)去除柱子下面的样本量标识

将原图命名为 p

```
p <- ggbarstats(data = DBB, x = 血尿酸, y = 年龄段,
  results.subtitle = F)
gginnards::delete_layers(x = p, match_type = 'GeomText')
```

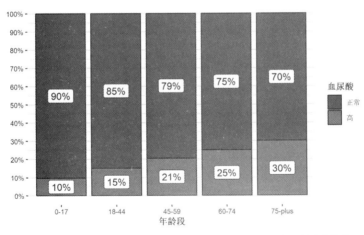

图 4-34 不同年龄人群高尿酸血症百分比堆积条形图(去除样本量标识)

(13)水平百分比堆积条形图

```
p <- ggbarstats(data = DBB, x = 血尿酸, y = 年龄段,
  results.subtitle = F) +
  coord_flip()
gginnards::delete_layers(x = p, match_type = 'GeomText')
```

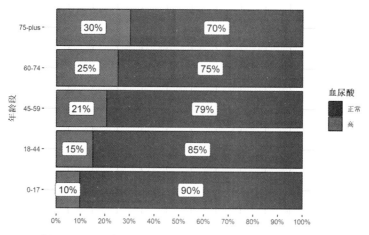

图 4-35　不同年龄人群高尿酸血症百分比堆积条形图(水平)

　　(14)x 轴刻度标签倾斜 45 度

```
ggbarstats(data = DBB, x =  血尿酸, y = 年龄段,
  results.subtitle = F) +
  theme(axis.text.x = element_text(angle = 45,  hjust = 1,
    size = 12))
```

　　2. ggplot()函数绘制百分比堆积条形图

　　(1)不同种族人群高尿酸血症百分比堆积条形图

```
library(ggplot2);library(dplyr)
percentData <- DBB %>% group_by(RIDRETH1) %>% count(血尿酸) %>%
  mutate(ratio = scales::percent(n / sum(n)))
ggplot(DBB, aes(RIDRETH1, fill = 血尿酸)) +
  geom_bar(position = "fill") +
  geom_text(data = percentData,
    aes(y = n, label = ratio),
        position = position_fill(vjust = 0.5), size = 3.5) +
  theme_bw() +
  labs(x = " 种族 ", y = "Percentage") +
  theme(panel.grid = element_blank()) +
  theme(legend.position = "bottom") +
  scale_y_continuous(labels = scales::percent)
```

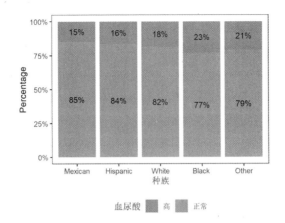

图 4-36　不同种族人群高尿酸血症百分比堆积条形图

（2）不同种族人群高尿酸血症百分比堆积条形图（条柱标签结果保留小数点后 1 位）

```
percentData <- DBB %>% group_by(RIDRETH1) %>% count(血尿酸) %>%
  mutate(ratio = scales::percent(n / sum(n), accuracy = 0.1))
ggplot(DBB, aes(RIDRETH1, fill = 血尿酸)) +
  geom_bar(position = "fill") +
  geom_text(data = percentData, aes(y = n, label = ratio),
            position = position_fill(vjust = 0.5), size = 3.5) +
  theme_bw() +
  labs(x = "种族", y = "Percentage") +
  theme(panel.grid = element_blank()) +
  theme(legend.position = "bottom") +
  scale_y_continuous(labels = scales::percent)
```

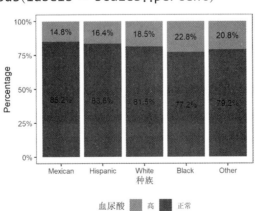

图 4-37　不同种族人群高尿酸血症百分比堆积条形图（条柱标签结果保留小数点后1 位）

三、三个分类变量频数条形图

1. 分面簇状条形图

```
ggplot(DBB, aes(年龄段, fill = 血尿酸)) +
  geom_bar(position = 'dodge', width = 0.7) +
  facet_wrap( ~ RIAGENDR)
```

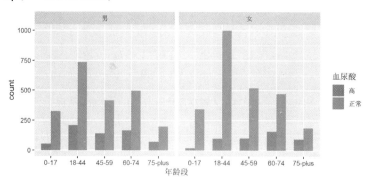

图 4-38 簇状条形图(分面)

2. 分面堆积条形图

```
ggplot(DBB, aes(RIDRETH1, fill = 血尿酸)) +
  geom_bar() +
  theme(legend.position = "bottom") +
  geom_text(stat = 'count',
    aes(label = after_stat(count)),
    color = "white",
    size = 3.5,
    position = position_stack(vjust = 0.5)) +
  facet_wrap( ~ RIAGENDR)
```

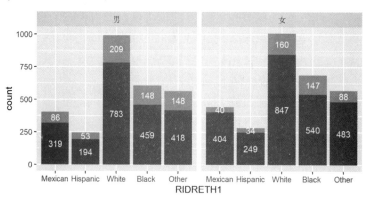

图 4-39 堆积条形图(分面)

3. 分面百分比堆积条形图(ggstatsplot 包绘制)

```
grouped_ggbarstats(data = DBB, x = 血尿酸, y = 年龄段,
  grouping.var = RIAGENDR,
  results.subtitle = F,
  plotgrid.args = list(nrow = 2))
```

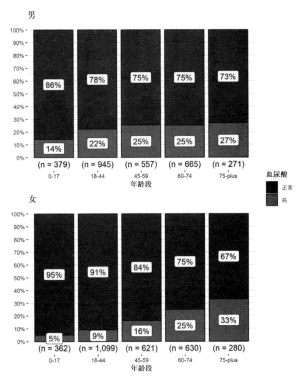

图4-40 不同年龄人群高尿酸血症百分比堆积条形图(按性别分组)

4. 分面百分比堆积条形图(ggplot 包绘制)

```
library(dplyr)
percentData <- DBB %>% group_by(RIDRETH1, RIAGENDR) %>% count(血尿酸)
%>% mutate(ratio = scales::percent(n / sum(n)))
library(ggplot2)
ggplot(DBB, aes(RIDRETH1, fill = 血尿酸)) +
  geom_bar(position = "fill") +
  geom_text(data = percentData,
    aes(y = n, label = ratio),
        position = position_fill(vjust = 0.5),
        size = 3.5) +
  theme_bw() +
  labs(x = " 种族 ", y = "Percentage") +
  theme(panel.grid = element_blank()) +
```

```
theme(legend.position = "bottom") +
scale_y_continuous(labels = scales::percent) +
facet_wrap( ~ RIAGENDR)
```

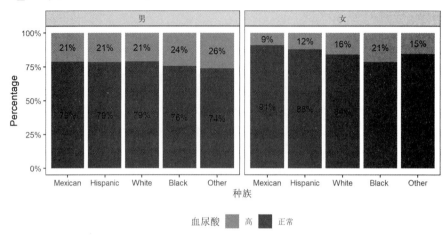

图 4-41　不同种族人群高尿酸血症百分比堆积条形图(分面)

第二节　变量值条形图

1. 体重指数(BMI)条形图

```
set.seed(6)
DBBsub <- DBB[sample(1:nrow(DBB), 12, replace = F), ]
library(ggpubr)
ggbarplot(DBBsub, x = "SEQN", y = "BMXBMI", fill = "steelblue") +
  theme_test() +
  theme(axis.text.x = element_text(angle = 45, hjust = 1))
```

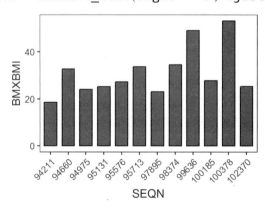

图 4-42　体重指数(BMI)条形图

2. 水平条形图

```
ggbarplot(DBBsub, x = "SEQN", y = "BMXBMI", fill = "steelblue") +
  theme_test() +
  coord_flip()
```

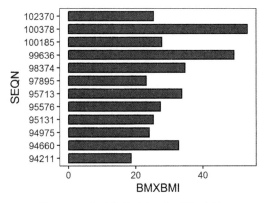

图 4-43　体重指数(BMI)条形图(水平)

3. 设置条柱宽度(width = 0.5)

```
ggbarplot(DBBsub, x = "SEQN", y = "BMXBMI", width = 0.5,
  fill = "steelblue") +
  theme_test() +
  theme(axis.text.x = element_text(angle = 45, hjust = 1))
```

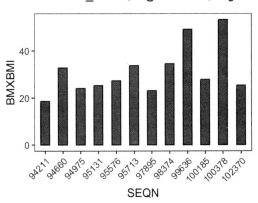

图 4-44　体重指数(BMI)条形图(width = 0.5)

4. 条柱外部加标签

```
ggbarplot(DBBsub, x = "SEQN", y = "BMXBMI", fill = "steelblue",
  label = TRUE, label.pos = "out", lab.nb.digits = 2) +
  theme_test()
```

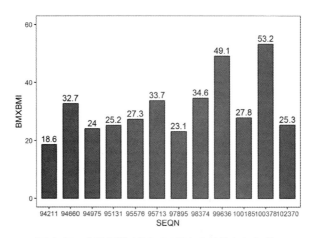

图 4-45　体重指数(BMI)条形图(条柱外部加标签)

5. 条柱内部加标签(边框和填充颜色一致)

```
ggbarplot(DBBsub,
  x = "SEQN",
  y = "BMXBMI",
  color = "steelblue",
  fill = "steelblue",
  label = TRUE,
  lab.pos = "in",
  lab.col = "white",
  lab.nb.digits = 2) +
  theme_test()
```

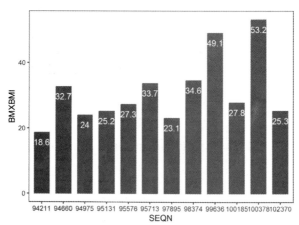

图 4-46　体重指数(BMI)条形图(条柱内部加标签)

6. 条柱内部加标签(将 y 轴的两端留白区域去掉)

```
ggbarplot(DBBsub,
  x = "SEQN",
```

```
y = "BMXBMI",
color = "steelblue",
fill = "steelblue",
label = TRUE,
lab.pos = "in",
lab.col = "white",
lab.nb.digits = 2) +
scale_y_continuous(expand = c(0, 0), limits = c(0, 60)) +
theme_test()
```

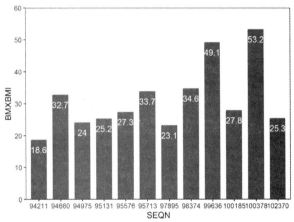

图 4-47 体重指数(BMI)条形图[条柱内部加标签,expand = c(0, 0)]

7. 降序排列(sort.val = "desc")

```
ggbarplot(DBBsub, x = "SEQN", y = "BMXBMI", fill = "steelblue",
  sort.val = "desc") +
  theme_test() +
  theme(axis.text.x = element_text(angle = 45, hjust = 1))
```

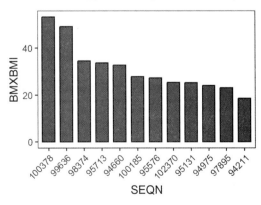

图 4-48 体重指数(BMI)条形图(降序排列)

8. 升序排列(sort.val = "asc")

```
ggbarplot(DBBsub,
  x = "SEQN",
  y = "BMXBMI",
  fill = "steelblue",
  sort.val = "asc") +
  theme_test() +
  theme(axis.text.x = element_text(angle = 45, hjust = 1))
```

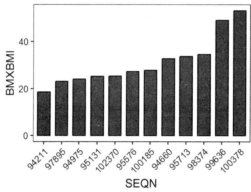

图 4-49　体重指数(BMI)条形图(升序排列)

9. 添加百分数标签

```
library(tidyverse)
year <- c("2015", "2016", "2017", "2018")
mortality <- c(25, 30, 35, 40)
discharge <- c(155, 340, 550, 169)

fatality <- data.frame(year, mortality, discharge)
fatality$case_fatal <-
  round((fatality$mortality / fatality$discharge) * 100, 2)
fatality
##   year mortality discharge case_fatal
## 1 2015        25       155      16.13
## 2 2016        30       340       8.82
## 3 2017        35       550       6.36
## 4 2018        40       169      23.67
ggplot(fatality, aes(x = year, y = case_fatal)) +
  geom_bar(stat = "identity", fill = "steelblue") +
  theme_minimal() +
  geom_text(aes(label = paste0(case_fatal, "%")),
```

```
vjust = 1.6,
color = "white",
position = position_dodge(0.9),
size = 3.5)
```

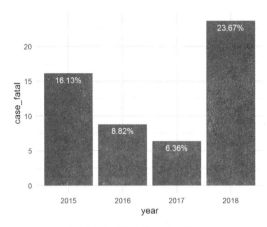

图 4-50 百分数标签条形图

10. 断轴条形图

```
library(gggap);library(ggplot2)
data <- data.frame(x = c("Alpha", "Bravo", "Charlie", "Delta"),
            y = c(200, 20, 10, 15))
p <- ggplot(data, aes(x = x, y = y)) +
  geom_bar(stat = 'identity', position = position_dodge()) +
  theme_bw() +
  theme(panel.grid = element_blank())
gggap(plot = p, segments = c(22, 180), tick_width = c(5, 5),
  ylim = c(0, 205))
```

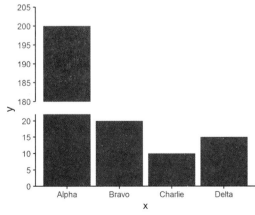

图 4-51 断轴条形图

11. *z* 比分数柱状图

```
SEQN <- seq(1, 16, 1)
set.seed(16)
x <- rnorm(16, 3)
z <- ((x - mean(x)) / sd(x))
df <- data.frame(SEQN, x, z)
library(ggplot2)
library(ggpubr)
df$grp <-
    factor(ifelse(df$z < 0, "low", "high"), levels = c("low", "high"))
ggbarplot(df,
    x = "SEQN",
    y = "z",
    fill = "grp",
    color = "white",
    palette = "jco",
    sort.val = "asc",
    sort.by.groups = FALSE,
    ylab = " z-score",
    xlab = FALSE,
    ylim = c(-3, 3)) +
    theme_minimal() +
    theme(legend.position = "none")
```

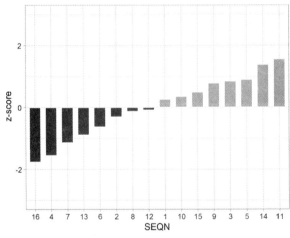

图 4-52　*z* 比分数柱状图

第三节 均值条形图

一个变量 x 对应多个 y 值,需要添加参数 add = "mean",意思是提取横坐标 x 对应的 y 的均值。例如:x 变量为 BMI_WHO(BMI 指数分级),y 变量为 LBDSCHSI(总胆固醇)。

一、均值条形图

1. 缺省参数

```
library(ggpubr)
ggbarplot(DBBsub, x = "BMI_WHO", y = "LBDSCHSI", add = "mean")
```

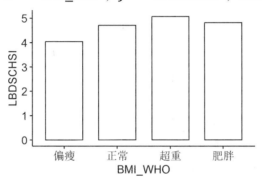

图 4-53 不同 BMI 指数人群总胆固醇水平均值条形图

2. 均值条形图

```
ggbarplot(DBBsub,
  x = "BMI_WHO",
  y = "LBDSCHSI",
  add = "mean",
  fill = "steelblue")
```

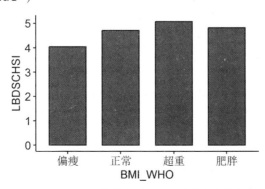

图 4-54 不同 BMI 指数人群总胆固醇水平均值条形图

3. 均值条形图(修改条柱边框颜色)

```
ggbarplot(DBBsub, x = "BMI_WHO", y = "LBDSCHSI",
  add = "mean", fill = "steelblue", color = "white")
```

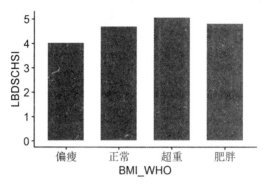

图 4-55 不同 BMI 指数人群总胆固醇水平均值条形图(修改条柱边框颜色为白色)

4. 排序均值条形图

一个 x 变量对应多个 y 变量值的数据框绘制 y 变量均值条形图,需要对数据框中的变量统计汇总,生成一个包含 y 变量均值的数据集,才可以排序。

升序排列参数改为 sort.val="asc"。

```
Dbmean <-
  desc_statby(DBBsub, measure.var = "LBDSCHSI", grps = "BMI_WHO")
# Dbmean 为 DBBsub 数据框的统计汇总
ggbarplot(Dbmean, x = "BMI_WHO", y = "mean",
  sort.val = "desc",
  fill = "steelblue",
  color = "white")
```

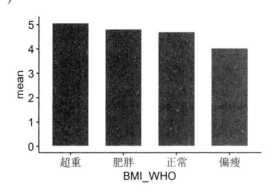

图 4-56 不同 BMI 指数人群总胆固醇水平均值条形图(降序排列)

5. 均值条形图(去除 y 轴下端空白)

```
library(ggplot2)
ggbarplot(DBBsub, x = "BMI_WHO", y = "LBDSCHSI",
  add = "mean", fill = "steelblue", color = "white") +
```

```
scale_y_continuous(expand = expansion(mult = c(0, 0.1)))
```

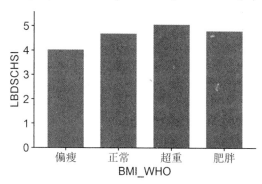

图 4-57 不同 BMI 指数人群总胆固醇水平均值条形图(去除 *y* 轴下端空白)

6. 修改绘图主题、修改坐标轴标签并添加变量均值标签

```
ggbarplot(DBBsub, x = "BMI_WHO", y = "LBDSCHSI",
  xlab = "BMI 指数分级 ", ylab = " 总胆固醇(mmol/L)",
  add = "mean", label = TRUE, label.pos = "out",
  lab.nb.digits = 2, fill = "steelblue") +
scale_y_continuous(limits = c(0, 5.5),
  expand = expansion(mult = c(0, 0.05))) +
theme_test()
```

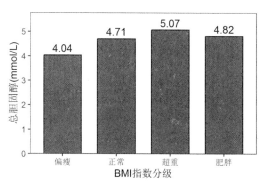

图 4-58 不同 BMI 指数人群总胆固醇水平均值条形图(theme_test 主题)

7. 修改绘图主题、按性别分组并添加变量均值标签

```
ggbarplot(DBB, x = "BMI_WHO", y = "LBDSCHSI",
  xlab = "BMI 指数分级 ", ylab = " 总胆固醇(mmol/L)", fill = "RIAGENDR",
  palette = "npg", label = TRUE, label.pos = "out",
  lab.nb.digits = 1, add = "mean", position = position_dodge()) +
scale_y_continuous(limits = c(0, 5.5)) +
theme_test() +
theme(legend.position = "bottom")
```

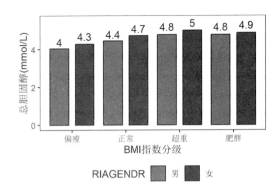

图 4-59　不同 BMI 指数、不同性别人群总胆固醇水平均值条形图

二、误差棒均值条形图

1. 添加误差棒

（1）添加 mean_sd 误差棒

```
ggbarplot(DBBsub, x = "BMI_WHO", y = "LBDSCHSI",
  xlab = "BMI 指数分级 ",  ylab = " 总胆固醇(mmol/L)",
  fill = "steelblue", add = "mean_sd", error.plot = "errorbar")
```

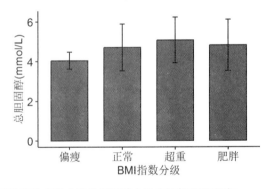

图 4-60　不同 BMI 指数人群总胆固醇水平均值条形图 (添加 mean_sd 误差棒)

（2）添加 mean_sd 误差棒，只显示误差棒上半部分

```
ggbarplot(DBBsub, x = "BMI_WHO", y = "LBDSCHSI",
  xlab = "BMI 指数分级 ", ylab = " 总胆固醇(mmol/L)",
  fill = "steelblue", add = "mean_sd",
  error.plot = "upper_errorbar")
```

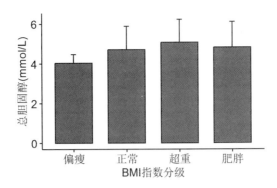

图 4-61 不同 BMI 指数人群总胆固醇水平均值条形图(只显示 mean_sd 误差棒上半部分)

(3)添加 mean_se 误差棒

```
ggbarplot(DBBsub, x = "BMI_WHO", y = "LBDSCHSI",
  xlab = "BMI 指数分级 ", ylab = " 总胆固醇(mmol/L)", fill = "steelblue",
  add = "mean_se", error.plot = "errorbar")
```

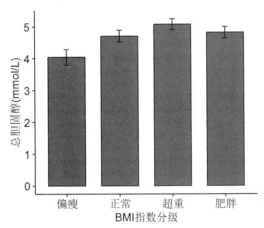

图 4-62 不同 BMI 指数人群总胆固醇水平均值条形图(mean_se 误差棒)

(4)只显示误差棒上半部分

```
ggbarplot(DBBsub,
  x = "BMI_WHO",
  y = "LBDSCHSI",
  xlab = "BMI 指数分级 ",
  ylab = " 总胆固醇(mmol/L)",
  fill = "steelblue",
  add = "mean_se",
  error.plot = "upper_errorbar")
```

(5)添加 mean_sd 和 mean_se 误差棒(不同颜色)

```
p <- ggbarplot(DBBsub,
  x = "BMI_WHO",
```

```
  y = "LBDSCHSI",
  xlab = "BMI 指数分级 ",
  ylab = " 总胆固醇(mmol/L)",
  add = "mean_sd",
  add.params = list(color = "black"),
  width = 0.5)
add_summary(
  p,
  "mean_se",
  error.plot = "errorbar",
  color = "red",
  width = 0.1,
  size = 0.5)
```

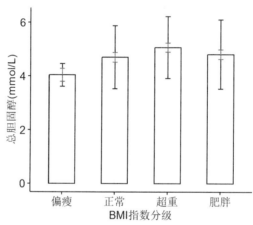

图 4-63　不同 BMI 指数人群总胆固醇水平均值条形图(mean_sd 和 mean_se 误差棒)

（6）只显示误差棒上半部分

```
p <- ggbarplot(DBB,
  x = "RIDRETH1",
  y = "LBDSCHSI",
  xlab = " 种族 ",
  ylab = " 总胆固醇(mmol/L)",
  add = "mean_sd",
  error.plot = "upper_errorbar",
  add.params = list(color = "blue"),
  width = 0.5)
add_summary(p,
  "mean_se",
  error.plot = "upper_errorbar",
```

```
color = "red",
width = 0.1,
size = 0.5)
```

(7)添加 mean_sd 和 mean_se(不同线型)

```
p <- ggbarplot(DBBsub, x = "BMI_WHO", y = "LBDSCHSI",
xlab = "BMI 指数分级 ", ylab = " 总胆固醇(mmol/L)",
add = "mean_sd",  error.plot = "errorbar",
add.params = list(linetype = 5),
width = 0.5)
add_summary(p,
"mean_se",
error.plot = "errorbar",
linetype = 1,
width = 0.1,
size = 0.5)
```

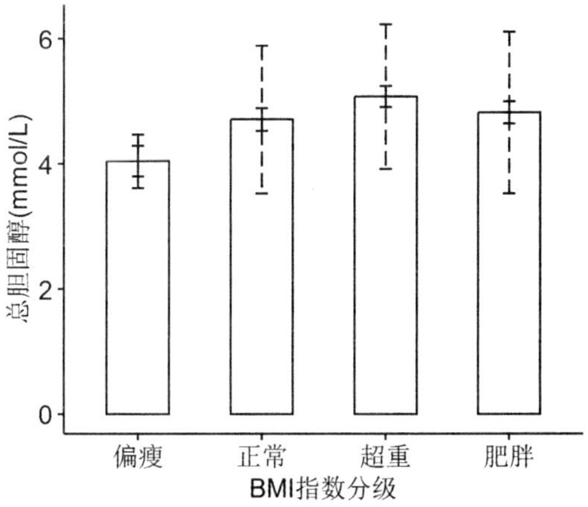

图 4-64 不同 BMI 指数人群总胆固醇水平均值条形图(mean_sd 和 mean_se 误差棒不同线型)

(8)只显示误差棒上半部分

```
p <- ggbarplot(DBBsub,
x = "BMI_WHO",
y = "LBDSCHSI",
xlab = "BMI 指数分级 ",
ylab = " 总胆固醇(mmol/L)",
add = "mean_sd",
error.plot = "upper_errorbar",
add.params = list(linetype = 5),
width = 0.5)
add_summary(p,
```

```
"mean_se",
error.plot = "upper_errorbar",
linetype = 1,
width = 0.1,
size = 0.5)
```

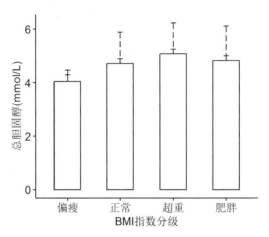

图 4-65　不同 BMI 指数总胆固醇水平均值条形图 (只显示 mean_sd 和 mean_se 误差棒上半部分)

2. 按性别分组

```
ggbarplot(DBB,
  x = "RIAGENDR",
  y = "LBDSCHSI",
  xlab = " 性别 ",
  ylab = " 总胆固醇(mmol/L)",
  fill = "BMI_WHO",
  palette = "npg",
  add = "mean_sd",
  error.plot = "upper_errorbar",
  add.params = list(group = "BMI_WHO"),
  position = position_dodge(0.8)) +
  theme(legend.position = "bottom")
```

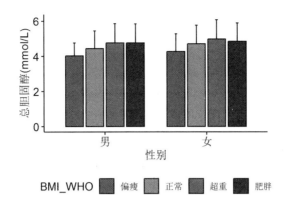

图 4-66　不同 BMI 指数人群总胆固醇水平条形图(按性别分组)

3. 按性别分面

```
ggbarplot(DBB,
  x = "BMI_WHO",
  y = "LBDSCHSI",
  fill = "steelblue",
  add = "mean_sd",
  xlab = "BMI 指数分级 ",
  ylab = " 总胆固醇(mmol/L)",
  facet.by = "RIAGENDR")
```

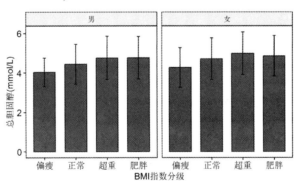

图 4-67　不同 BMI 指数人群总胆固醇水平条形图(按性别分面)

4. 不同性别不同 BMI 指数分级总胆固醇水平条形图(添加 mean_sd 误差棒)

```
ggbarplot(DBB,
  x = "BMI_WHO", y = "LBDSCHSI",
  xlab = "BMI 指数分级 ", ylab = " 总胆固醇(mmol/L)",
  fill = "RIAGENDR",
  palette = "npg",
  add = "mean_sd",
  add.params = list(group = "RIAGENDR"),
```

```
position = position_dodge(0.8)) +
theme(legend.position = "bottom")
```

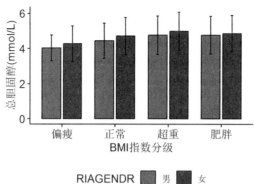

图 4-68 不同性别不同 BMI 指数人群总胆固醇水平条形图

三、误差棒条形图添加显著性检验结果

1. 不同性别人群总胆固醇水平误差棒条形图,用 p 值标识统计意义

```
library(rstatix);library(ggpubr)
df <- DBB
stat.test <- df %>% t_test(LBDSCHSI ~ RIAGENDR)
stat.test <- stat.test %>% add_xy_position(fun = "mean_sd")
bp <- ggbarplot(df,
    x = "RIAGENDR",
    y = "LBDSCHSI",
    add = "mean_sd",
    xlab = " 性别 ",
    ylab = " 总胆固醇(mmol/L)",
    fill = "RIAGENDR",
    palette = c("#00AFBB", "#FC4E07")) +
  scale_y_continuous(limits = c(0, 7)) +
  theme(legend.position = "none")
bp + stat_pvalue_manual(
  stat.test,
  label = "T-test , p = {p}",
  y.position = 6.2,
  tip.length = 0.01)
```

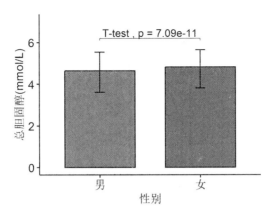

图 4-69　不同性别人群总胆固醇水平误差棒条形图(带 p 值)

2. 不同性别人群总胆固醇水平误差棒条形图,用符号标识统计意义

```
df <- DBB
stat.test <- df %>% t_test(LBDSCHSI ~ RIAGENDR)
stat.test <- stat.test %>% add_xy_position(fun = "mean_sd")
  %>% add_significance()
bp <- ggbarplot(df, x = "RIAGENDR", y = "LBDSCHSI",
    add = "mean_sd", xlab = " 性别 ", ylab = " 总胆固醇(mmol/L)",
    fill = "RIAGENDR", palette = c("#00AFBB", "#FC4E07")) +
  scale_y_continuous(limits = c(0, 7)) +
  theme(legend.position = "none")
bp + stat_pvalue_manual(stat.test, y.position = 6.2,
                                    tip.length = 0.01)
```

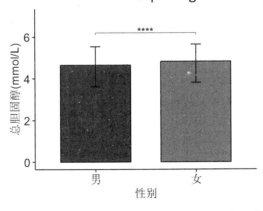

图 4-70　不同性别人群总胆固醇水平误差棒条形图(带显著符号)

3. 不同性别人群总胆固醇水平误差棒条形图,用符号标识统计意义,添加抖动点

```
df <- DBBsub
stat.test <- df %>% t_test(LBDSCHSI ~ RIAGENDR)
stat.test <-
```

```
stat.test %>% add_xy_position(fun = "mean_sd")
          %>% add_significance()
bp <- ggbarplot(df, x = "RIAGENDR", y = "LBDSCHSI",
    add = "mean_sd", xlab = " 性别 ", ylab = " 总胆固醇(mmol/L)",
    fill = "RIAGENDR", palette = c("#00AFBB", "#FC4E07")) +
  scale_y_continuous(limits = c(0, 7)) +
  theme(legend.position = "none") +
  geom_jitter(width = 0.1, color = "grey60")
bp + stat_pvalue_manual(stat.test, y.position = 6.2,
```

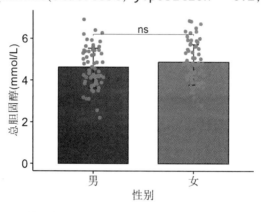

图 4-71　不同性别人群总胆固醇水平误差棒条形图(1:40 随机抽样结果)

4. 分面条形图

(1)分面条形图带显著性符号

```
df <- DBB
bp <- ggbarplot(df,
    x = "RIAGENDR",
    y = "LBDSCHSI",
    add = "mean_sd",
    xlab = " 性别 ",
    ylab = " 总胆固醇(mmol/L)",
    fill = "RIAGENDR",
    palette = c("#00AFBB", "#FC4E07"),
    facet.by = "BMI_WHO") +
  theme(legend.position = "none")
stat.test <-
  df %>% group_by(BMI_WHO) %>% t_test(LBDSCHSI ~ RIAGENDR) %>%
  add_significance()
stat.test <- stat.test %>% add_xy_position(fun = "mean_sd")
bp + stat_pvalue_manual(stat.test)
```

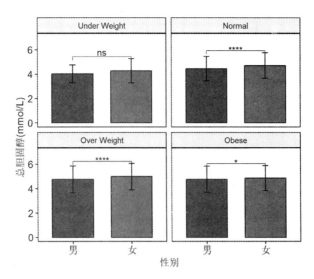

图 4–72　不同性别人群总胆固醇水平误差棒条形图(带显著性符号,BMI 指数分面)

```
# 表示统计意义的符号使用以下约定
#ns: p > 0.05
#*: p <= 0.05
#**: p <= 0.01
#***: p <= 0.001
#****: p <= 0.0001
```
　　(2)分面条形图(p 值)
```
df <- DBB
bp <- ggbarplot(df, x = "RIAGENDR", y = "LBDSCHSI",
    add = "mean_sd",
    xlab = " 性别 ",
    ylab = " 总胆固醇(mmol/L)",
    fill = "RIAGENDR",
    ylim = c(0, 7),
    palette = c("#00AFBB", "#FC4E07"),
    facet.by = "BMI_WHO") +
  theme(legend.position = "none")
# Add p-values onto the bar plots
stat.test <-
  df %>% group_by(BMI_WHO) %>% t_test(LBDSCHSI ~ RIAGENDR)
stat.test <- stat.test %>% add_xy_position(fun = "mean_sd")
bp + stat_pvalue_manual(stat.test, label = "T-test , p = {p}")
```

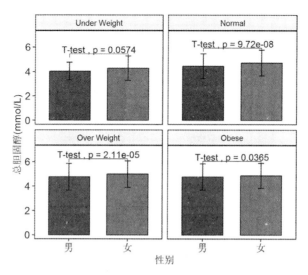

图 4-73　不同性别人群总胆固醇水平误差棒条形图(带 p 值,BMI 指数分面)

(3)分面条形图带显著性符号(去除 y 轴下方空白)

```
df <- DBB
bp <-
  ggbarplot(
    df,
    x = "RIAGENDR",
    y = "LBDSCHSI",
    add = "mean_sd",
    xlab = " 性别 ",
    ylab = " 总胆固醇(mmol/L)",
    fill = "RIAGENDR",
    ylim = c(0, 7),
    palette = c("#00AFBB", "#FC4E07"),
    facet.by = "BMI_WHO") +
  theme(legend.position = "none") +
  scale_y_continuous(expand = expansion(mult = c(0, 0.1)))
# Add p-values onto the bar plots
stat.test <- df %>%
  group_by(BMI_WHO) %>%
  t_test(LBDSCHSI ~ RIAGENDR) %>%
  add_significance()
stat.test <- stat.test %>%
  add_xy_position(fun = "mean_sd")
bp + stat_pvalue_manual(stat.test)
```

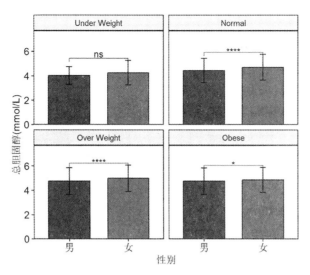

图 4-74 不同性别人群总胆固醇水平误差棒条形图(带显著性符号,BMI 指数分面)

5. 两两比较

(1)显著性标识

```
df <- DBB
stat.test <- df %>%
    t_test(LBDSCHSI ~ BMI_WHO)
stat.test <- stat.test %>%
    mutate(y.position = c(6, 6.5, 7, 7.5, 8, 8.5))
bp <-
    ggbarplot(
        df,
        x = "BMI_WHO",
        y = "LBDSCHSI",
        xlab = "BMI 指数分级 ",
        ylab = " 总胆固醇(mmol/L)",
        add = "mean_sd",
        fill = "BMI_WHO",
        palette = "npg",
        ylim = c(0, 9)) +
    theme(legend.position = "none")
bp +
    stat_pvalue_manual(stat.test, label = "p.adj.signif",
                                    tip.length = 0)
```

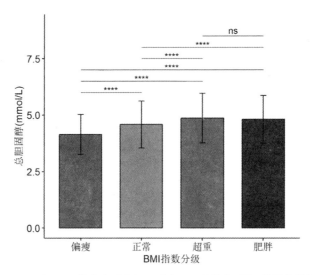

图 4-75　不同 BMI 指数人群总胆固醇水平误差棒条形图（带显著性符号）

(2)p 值标识

```
df <- DBB
stat.test <- df %>%
  t_test(LBDSCHSI ~ BMI_WHO)
stat.test <- stat.test %>%
  mutate(y.position = c(6, 6.5, 7, 7.5, 8, 8.5))
bp <-
  ggbarplot(
    df,
    x = "BMI_WHO",
    y = "LBDSCHSI",
    xlab = "BMI 指数分级 ",
    ylab = " 总胆固醇(mmol/L)",
    add = "mean_sd",
    fill = "BMI_WHO",
    palette = "npg",
    ylim = c(0, 9)) +
  theme(legend.position = "none")
bp +
  stat_pvalue_manual(stat.test, label = "p.adj",
                                tip.length = 0.01)
```

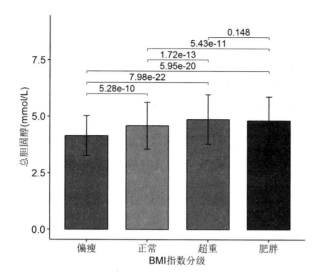

图4-76　不同 BMI 指数人群总胆固醇水平误差棒条形图(*p* 值)

6. 参考组

```
ToothGrowth$dose <- as.factor(ToothGrowth$dose)
# Comparisons against reference
stat.test <-
  compare_means(
    len ~ dose,
    data = ToothGrowth,
    group.by = "supp",
    method = "t.test",
    ref.group = "0.5")
stat.test
## # A tibble: 4 x 9
##   supp  .y.   group1 group2              p      p.adj p.format p.signif method
##   <fct> <chr> <chr>  <chr>           <dbl>      <dbl> <chr>    <chr>    <chr>
## 1 VC    len   0.5    1      0.000000681   0.000002   6.8e-07  ****     T-test
## 2 VC    len   0.5    2      0.0000000468  0.00000019 4.7e-08  ****     T-test
## 3 OJ    len   0.5    1      0.0000878     0.000088   8.8e-05  ****     T-test
## 4 OJ    len   0.5    2      0.00000132    0.0000026  1.3e-06  ****     T-test
# Plot
bp <- ggbarplot(
  ToothGrowth,
  x = "supp",
  y = "len",
  fill = "dose",
```

```
  palette = "jco",
  add = "mean_sd",
  add.params = list(group = "dose"),
  position = position_dodge(0.8)) +
  scale_y_continuous(limits = c(0, 35),
                     expand = expansion(mult = c(0, 0))) +
  theme(legend.position = "bottom")

bp + stat_pvalue_manual(
  stat.test,
  x = "supp",
  y.position = 33,
  label = "p.signif",
  position = position_dodge(0.8))
```

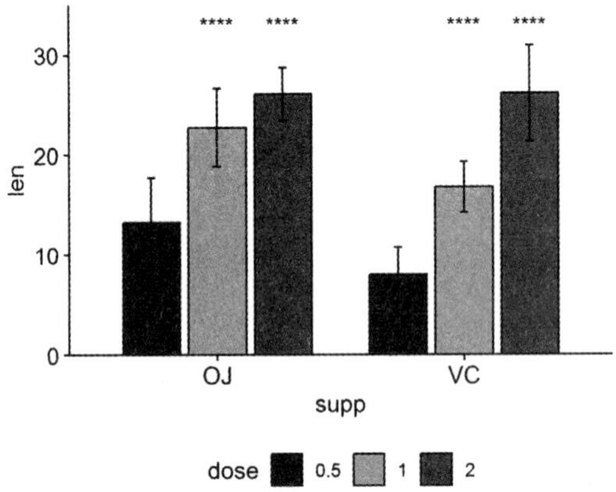

图 4-77　参考组误差棒条形图(带显著性符号)

第四节 复原 *Regional Studies in Marine Science* 文章插图——误差棒条形图

不同季节石蝎鱼体内的金属浓度存在差异。铜浓度在冬季几乎是同一年夏天的两倍，夏季铅的浓度最高，比 2015 年秋季和 2016 年春季高出两倍多;冬季的铅含量低于检测水平极限。

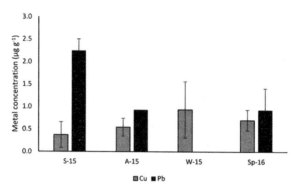

Fig. 2. Cu and Pb concentrations in the Stone Scorpionfish (*Scorpaena mystes*) during summer 2015 (S-15), autumn 2015 (A-15), winter 2015 (W-15) and spring 2016 (Sp-16) in Santa Rosalia, Baja California Sur, Mexico.

图 4-78 *Regional Studies in Marine Science* 文章原图

图片来源:https://doi.org/10.1016/j.rsma.2019.101003

图 4-78 展示了 2015 年夏季(S-15)、2015 年秋季(A-15)、2016 年冬季(W-15)和 2016 年春季 (Sp-16)，墨西哥下加利福尼亚州南部圣罗萨利亚石蝎鱼(Scorpaena mystes)中的铜和铅浓度。

模拟数据集如下。

```
set.seed(6)
options(digits = 2)
sc <- rnorm(6, 0.2, 0.3)
set.seed(6)
ac <- rnorm(6, 0.5, 0.3)
set.seed(8)
wc <- rnorm(6, 1, 1.2)
set.seed(2)
scu <- rnorm(6, 0.6, 0.2)
set.seed(6)
sp <- rnorm(6, 2.2, 0.3)
set.seed(6)
```

```
ap <- rnorm(6, 1, 0)
set.seed(8)
wp <- rnorm(6, 0, 0)
set.seed(1)
spb <- rnorm(6, 0.9, 0.5)
sea <- c(rep("S-15", 6),
    rep("A-15", 6),
    rep("W-15", 6),
    rep("Sp-15", 6),
    rep("S-15", 6),
    rep("A-15", 6),
    rep("W-15", 6),
    rep("Sp-15", 6))
ele <- c(rep("Cu", 24), rep("Pb", 24))
vla <- c(sc, ac, wc, scu, sp, ap, wp, spb)
data <- data.frame(sea, ele, vla)
data
##       sea ele   vla
## 1    S-15  Cu 0.281
## 2    S-15  Cu 0.011
## 3    S-15  Cu 0.461
## 4    S-15  Cu 0.718
## 5    S-15  Cu 0.207
## 6    S-15  Cu 0.310
## 7    A-15  Cu 0.581
## 8    A-15  Cu 0.311
## 9    A-15  Cu 0.761
## 10   A-15  Cu 1.018
## 11   A-15  Cu 0.507
## 12   A-15  Cu 0.610
## 13   W-15  Cu 0.898
## 14   W-15  Cu 2.008
## 15   W-15  Cu 0.444
## 16   W-15  Cu 0.339
## 17   W-15  Cu 1.883
## 18   W-15  Cu 0.871
## 19  Sp-15  Cu 0.421
## 20  Sp-15  Cu 0.637
```

```
## 21 Sp-15   Cu 0.918
## 22 Sp-15   Cu 0.374
## 23 Sp-15   Cu 0.584
## 24 Sp-15   Cu 0.626
## 25  S-15   Pb 2.281
## 26  S-15   Pb 2.011
## 27  S-15   Pb 2.461
## 28  S-15   Pb 2.718
## 29  S-15   Pb 2.207
## 30  S-15   Pb 2.310
## 31  A-15   Pb 1.000
## 32  A-15   Pb 1.000
## 33  A-15   Pb 1.000
## 34  A-15   Pb 1.000
## 35  A-15   Pb 1.000
## 36  A-15   Pb 1.000
## 37  W-15   Pb 0.000
## 38  W-15   Pb 0.000
## 39  W-15   Pb 0.000
## 40  W-15   Pb 0.000
## 41  W-15   Pb 0.000
## 42  W-15   Pb 0.000
## 43 Sp-15   Pb 0.587
## 44 Sp-15   Pb 0.992
## 45 Sp-15   Pb 0.482
## 46 Sp-15   Pb 1.698
## 47 Sp-15   Pb 1.065
## 48 Sp-15   Pb 0.490
data$sea <-
  factor(data$sea, levels = c("S-15", "A-15", "W-15", "Sp-15"))
library(ggpubr)
## 载入需要的程辑包:ggplot2
ggbarplot(data,
  x = "sea",
  y = "vla",
  xlab = "",
  ylab = "Metal concentration(mg/kg)",
  color = "grey30",
```

```
width = 0.43,
fill = "ele",
palette = c("grey60", "black"),
add = "mean_sd",
add.params = list(group = "ele", width = 0.2),
position = position_dodge(0.8)) +
labs(fill = NULL) +
scale_y_continuous(
  limits = c(0, 3),
  breaks = c(seq(0, 3, 0.5)),
  expand = expansion(mult = c(0, 0))) +
theme_classic(10) +
theme(legend.position = "bottom") +
theme(axis.ticks = element_blank())
```

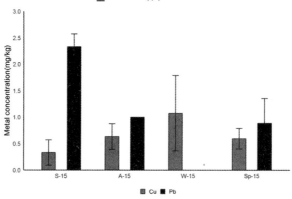

图 4-79　复原 *Regional Studies in Marine Science* 文章插图

第五节　复原 *Nature Methods* 文章插图——误差棒条形图

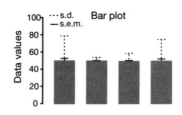

图 4-80　*Nature Methods* 文章原图

图片来源:Spitzer, M., Wildenhain, J., Rappsilber, J., & Tyers, M. (2014). BoxPlotR: a web tool
for generation of box plots. Nature Methods, 11(2), 121‐122. doi:10.1038/nmeth.2811

图 4-80 左上角的条形图展示了平均值和 s.d.以及 s.e.m.。

```
set.seed(6)
Dis <- rep("Uniform", 300)
x <- runif(300, min = 0, max = 100)
data11 <- data.frame(Dis, x)
Dis <- rep("Unimodal", 300)
x <- rnorm(300, 50, 3.3)
data12 <- data.frame(Dis, x)
data1 <- rbind(data11, data12)
Dis <- rep("Unimodal2", 300)
x <- rnorm(300, 50, 10)
data21 <- data.frame(Dis, x)
Dis <- rep("Bimodal", 300)
x <- c(rnorm(150, 25, 1.6), rnorm(150, 75, 1.6))
data22 <- data.frame(Dis, x)
data2 <- rbind(data21, data22)
data <- rbind(data1, data2)
data$Dis <- factor (data$Dis, levels = c ("Uniform", "Unimodal",
"Unimodal2", "Bimodal"))
library(ggpubr)
p<-ggbarplot(
  data,
  x = "Dis",
  y = "x",
  add = "mean_sd",
  color = "#939597",
  fill = "#939597",
  add.params = list(linetype = 2),
  width = 0.5
)
add_summary(
  p,
  "mean_se",
  error.plot = "upper_errorbar",
  color = "#939597",
  width = 0.1,
  size = 0.6
) +
  theme_classic(16) +
```

```
theme(panel.grid = element_blank()) +
theme(axis.text.x = element_text(angle = 45, hjust = 1)) +
theme(axis.title.y = element_text(size = 10)) +
scale_y_continuous(expand = c(0, 0), limits = c(0, 100)) +
labs(x = "", y = "Data values") +
labs(title = "Bar plot") +
theme(plot.title = element_text(face = "bold", size = 12,
                                hjust = 0.5)) +
annotate(
  'text',
  x = 1,
  y = 96,
  label = '--- s.d.',
  size = 4,
  color = 'black'
) +
annotate(
  'text',
  x = 1.096,
  y = 88,
  label = '— s.e.m.',
  size = 4,
  color = 'black'
)
```

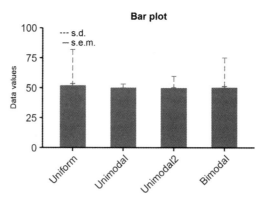

图 4-81   复原 *Nature Methods* 文章插图

第六节　复原 *Regional Studies in Marine Science* 文章插图——均值条形图

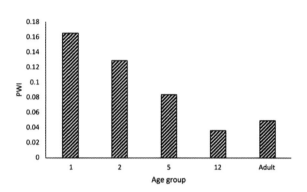

图 4-82　*Regional Studies in Marine Science* 文章原图

图片来源:https://doi.org/10.1016/j.rsma.2019.101003

[图 4-82 展示了每个年龄组每周铅摄入量百分比(PWI)。1 岁儿童的 PWI 较高(0.16)
最低的是 12 岁儿童的 PWI(0.03)。]

1. 默认参数(使用 ggpattern 包进行纹理填充,默认 pattern = 'stripe')

```
library(ggpattern);library(ggplot2)
x <- c("1", "2", "5", "12", "Adult")
y <- c(0.16, 0.12, 0.08, 0.04, 0.06)
data <- data.frame(x, y)
data$x <- factor(data$x, c("1", "2", "5", "12", "Adult"))
```
数据格式
```
##        x    y
## 1      1 0.16
## 2      2 0.12
## 3      5 0.08
## 4     12 0.04
## 5 Adult 0.06
ggplot(data, aes(x, y)) +
  geom_bar_pattern(stat = "identity") +
  xlab("Age group") +  ylab("PWI") +
  theme_classic()
```

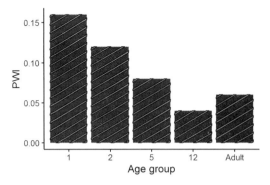

图 4–83　数值条形图(pattern = ´stripe´)

2. 条柱填充颜色设置(fill= 'grey80')

```
ggplot(data, aes(x, y)) +
  geom_bar_pattern(stat = "identity", fill = 'grey80') +
  xlab("Age group") +
  ylab("PWI") +
  theme_classic()
```

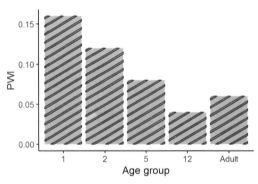

图 4–84　数值条形图(fill = ´grey80´)

3. 条柱边框颜色设置(color="black")

```
ggplot(data, aes(x, y)) +
  geom_bar_pattern(stat = "identity", fill = 'grey80',
                   color = "black") +
  xlab("Age group") +
  ylab("PWI") +
  theme_classic()
```

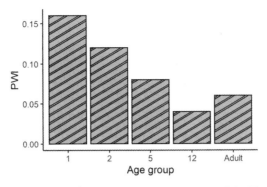

图 4–85 数值条形图(fill = ´grey80´, color = "black")

4. 修改图案填充颜色 pattern_fill ="black"(默认 pattern_fill ='grey80')

```
ggplot(data, aes(x, y)) +
  geom_bar_pattern(stat = "identity", fill = 'grey80',
    color = "black",  pattern_fill = "black") +
  xlab("Age group") +
  ylab("PWI") +
  theme_classic()
```

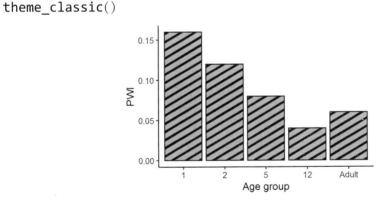

图 4–86 数值条形图(pattern_fill =´grey80´)

5. 修改 pattern_density = 0.05

```
#pattern_density 为图案的近似填充分数。通常在[0,1]范围内,默认值:0.2
ggplot(data, aes(x, y)) +
  geom_bar_pattern(stat = "identity", fill = 'grey80',
    color = "black", pattern_fill = "black",
    pattern_density = 0.05) +
  xlab("Age group") +
  ylab("PWI") +
  theme_classic()
```

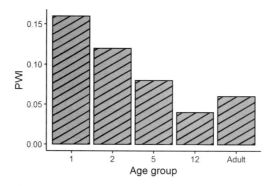

图 4-87　数值条形图 (pattern_density = 0.05)

6. 修改条柱宽度 (width = 0.36)

```
ggplot(data, aes(x, y)) +
  geom_bar_pattern(stat = "identity", fill = 'grey80',
    color = "black", pattern_fill = "black",
    pattern_density = 0.05, width = 0.36) +
  xlab("Age group") +
  ylab("PWI") +
  theme_classic()
```

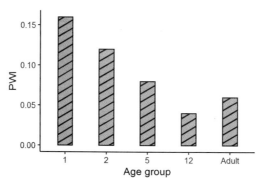

图 4-88　数值条形图 (width = 0.36)

7. 去除 y 轴下方空白

```
ggplot(data, aes(x, y)) +
  geom_bar_pattern(stat = "identity",
    fill = 'grey80',
    color = "black",
    pattern_fill = "black",
    pattern_density = 0.05,
    width = 0.36) +
  xlab("Age group") +
  ylab("PWI") +
```

```
scale_y_continuous(expand = expansion(mult = c(0, 0.1))) +
theme_classic()
```

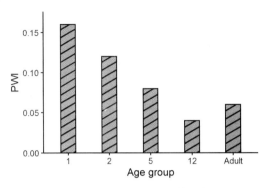

图 4–89 数值条形图(去除 *y* 轴下方空白)

8. 图案透明度调整(默认 pattern_alpha=1)

9. 填充图案

图案包括 'stripe' (默认), 'crosshatch', 'point', 'circle', 'none'。

图案 pattern = 'stripe' 线的角度设置(默认 30 度)使用参数 pattern_angle。

10. 图案边框颜色修改使用参数 pattern_colour(默认黑色)

11. 图案间距(pattern_spacing 不可为零,此值越小,图案越密)

```
  pattern_spacing=0.05
ggplot(data, aes(x, y)) +
  geom_bar_pattern(
    stat = "identity",
    fill = 'grey80',
    color = "black",
    pattern_fill = "black",
    pattern_density = 0.05,
    width = 0.36,
    pattern_spacing = 0.015
  ) +
  xlab("Age group") +
  ylab("PWI") +
  theme_classic()
```

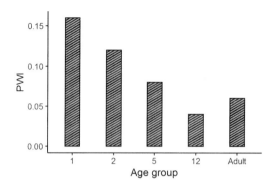

图 4–90　数值条形图(pattern_spacing = 0.015)

12. 修改 y 轴刻度

```
ggplot(data, aes(x, y)) +
  geom_bar_pattern(stat = "identity",
    fill = 'grey80',
    color = "black",
    pattern_fill = "black",
    pattern_density = 0.05,
    width = 0.36,
    pattern_spacing = 0.015) +
  xlab("Age group") +
  ylab("PWI") +
  scale_y_continuous(
    limits = c(0, 0.172),
    breaks = c(seq(0, 0.18, 0.02)),
    expand = expansion(mult = c(0, 0.1))) +
  theme_classic()
```

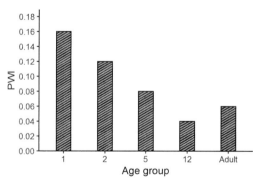

图 4–91　数值条形图(修改 y 轴刻度)

13. 去除坐标轴刻度线

```
ggplot(data, aes(x, y)) +
```

```
geom_bar_pattern(
    stat = "identity",
    fill = 'grey80',
    color = "black",
    pattern_fill = "black",
    pattern_density = 0.05,
    width = 0.36,
    pattern_spacing = 0.015
) +
xlab("Age group") +
ylab("PWI") +
scale_y_continuous(
    limits = c(0, 0.172),
    breaks = c(seq(0, 0.18, 0.02)),
    expand = expansion(mult = c(0, 0.1))
) +
theme_classic(10) +
theme(axis.ticks = element_blank())
```

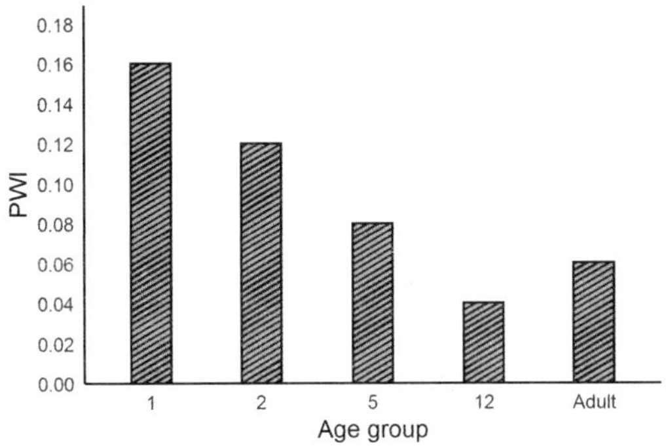

图 4-92 数值条形图(复原图)

第七节　复原 *Cell* 文章的正负条形图

正负条形图是使用正向和反向的柱子显示类别之间的数值比较，其中分类轴表示需要对比的分类维度，连续轴代表相应的数值。

图 4-93 来自 *Cell* 文章 *Systemic vaccination induces CD8+ T cells and remodels the tumor microenvironment* 中的 Figure 4，展示了与未治疗的对照相比，SNP-7/8a 增强后单核细胞 / 巨噬细胞群体下调或上调的基因数量。

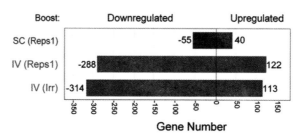

图 4-93　*Cell* 文章原图

图片来源：https://doi.org/10.1016/j.cell.2022.10.006

1. 创建数据框

```
data <- data.frame(a = c(55, 40),
                   b = c(288, 122),
                   c = c(314, 113))
colnames(data) <- c('SC(Reps1)', 'IV(Reps1)', 'IV(Irr)')
rownames(data) <- c('Downregulated', 'Upregulated')
data
##                SC(Reps1) IV(Reps1) IV(Irr)
## Downregulated       55        288      314
## Upregulated         40        122      113
```

2. 数据框格式转换（宽格式变长格式）

```
library(tidyverse)
## -- Attaching packages ------------------------------------ tidyverse 1.3.2 --
## v ggplot2 3.4.2     v purrr   1.0.1
## v tibble  3.2.1     v dplyr   1.1.2
## v tidyr   1.3.0     v stringr 1.5.0
## v readr   2.1.4     v forcats 1.0.0
## -- Conflicts ---------------------------------- tidyverse_conflicts() --
```

```
## x dplyr::filter() masks stats::filter()
## x dplyr::lag()     masks stats::lag()
df <-
  as.data.frame(t(data)) %>% mutate(Downregulated = -Downregulated) %>%
  mutate(sample = colnames(data)) %>%
  pivot_longer(cols = !sample,
              names_to = 'Boost',
              values_to = 'number')
df <-
  as.data.frame(t(data)) %>% mutate(Downregulated = -Downregulated) %>%
  mutate(sample = colnames(data)) %>%
  pivot_longer(cols = !sample,
              names_to = 'Boost',
              values_to = 'number')
df
## # A tibble: 6 x 3
##   sample    Boost          number
##   <chr>     <chr>          <dbl>
## 1 SC(Reps1) Downregulated    -55
## 2 SC(Reps1) Upregulated       40
## 3 IV(Reps1) Downregulated   -288
## 4 IV(Reps1) Upregulated      122
## 5 IV(Irr)   Downregulated   -314
## 6 IV(Irr)   Upregulated      113
```

3. 默认参数绘图

```
p1 <- ggplot(df) +
  geom_col(aes(x = number, y = sample, fill = sample), width = 0.6)
```

geom_col{ggplot2}函数绘制条形图,条柱的高度表示数值,width 条柱宽度。

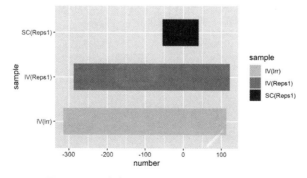

图 4-94 正负条形图(默认主题 theme_gray)

4. 根据原图格式,选择 theme_light( )主题

```
p2 <- p1 +
    theme_light()
```

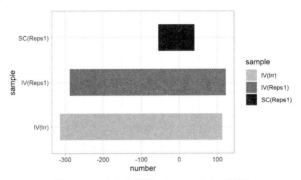

图 4-95　正负条形图(theme_light 主题)

5. 去除 theme_light( )主题的部分网格线(横线和次要网格线)

```
p3 <-
    p2 + theme(panel.grid.minor = element_blank(),
             panel.grid.major.y = element_blank())
```

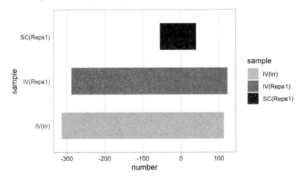

图 4-96 正负条形图(无横线和次要网格线)

6. 更改 x 坐标轴标题为"Gene Number",添加标题"MoMac Genes"

```
p4 <- p3 +
    labs(x = 'Gene Number', y = NULL, title = 'MoMac Genes')
```

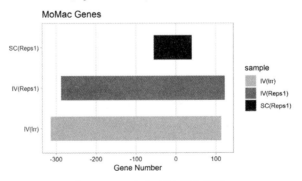

图 4-97　正负条形图(添加标题)

7. 去除图例

```
p5 <- p4 +
    theme(legend.position = 'none')
```

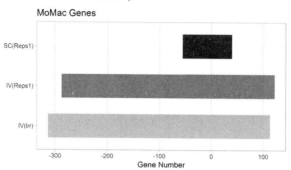

图 4-98 正负条形图(无图例)

8. 定义 y 轴刻度标签文本颜色

```
p6 <- p5 +
    theme(axis.text.y = element_text(colour = c("#8856F4",
                                                 "#388527",
                                                 "#004FF5")))
```

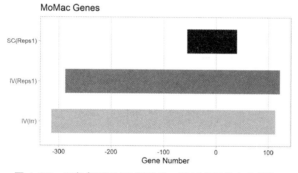

图 4-99 正负条形图(重新定义 y 轴刻度标签文本颜色)

9. 调整绘图边距

```
p7 <- p6 +
    theme(plot.margin = margin(1.5, 0.3, 0.3, 0.3, 'cm'))
# 图形边距(上,右,下,左),默认边距 margin(0.19, 0.19, 0.19, 0.19, 'cm')
```

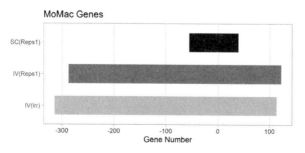

图 4-100 正负条形图(增加绘图边距)

10. 调整标题位置(x 方向居中,y 方向上移)

```
p8 <- p7 +
  theme(plot.title = element_text(hjust = 0.5, vjust = 6))
```

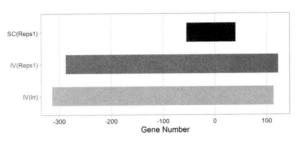

图 4-101　正负条形图(调整标题位置)

11. 去除坐标轴刻度

```
p9 <- p8 +
  theme(axis.ticks.x = element_blank(), axis.ticks.y = element_blank())
```

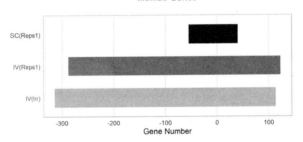

图 4-102　正负条形图(无坐标轴刻度)

12. 调整 x 轴刻度标签角度

```
p10 <- p9 +
  theme(axis.text.x = element_text(
    angle = 270,
    vjust = 0.5,
    hjust = 0))
```

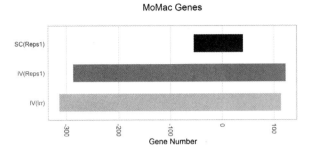

图4-103　正负条形图(*x*轴刻度标签角度 angle = 270)

13. 定义条柱填充颜色,使其和原图一致

```
p11 <- p10 +
  scale_fill_manual(values = c("#6E39ED", "#487524", "#332CEC"))
```

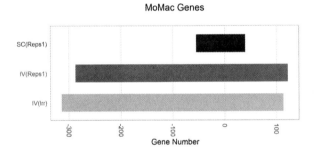

图4-104　正负条形图(定义条柱填充颜色)

14. 调整坐标轴刻度范围

```
p12 <- p11 +
  coord_cartesian(clip = 'off',
                  ylim = c(1, 3),
                  xlim = c(-350, 150)) +
  scale_x_continuous(breaks = seq(-350, 150, 50)) +
  geom_text(aes(
    x = number,
    y = sample,
    label = number,
    hjust = ifelse(number > 0, -0.1, 1.1)), size = 5)
```

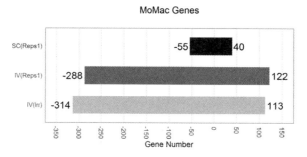

图 4-105　正负条形图(调整坐标轴刻度范围)

15. 添加文字

```
p13 <- p12 +
  annotate(
    'text',
    x = -200,
    y = 3.8,
    label = 'Downregulated',
    size = 4) +
  annotate(
    'text',
    x = 80,
    y = 3.8,
    label = 'Upregulated',
    size = 4) +
  annotate(
    'text',
    x = -410,
    y = 3.8,
    label = 'Boost:',
    size = 4)
```

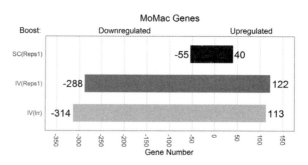

图 4-106　正负条形图(添加文字)

16. 添加辅助线

```
p14 <- p13 +
  geom_vline(xintercept = 0,
             linewidth = 0.5,
             color = 'grey30')
```

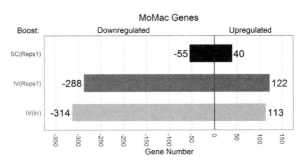

图 4-107　正负条形图(复原图)

第八节　模拟 *Nature* 文章插图——条形图与折线图

来自 *Nature* 文章（*Underdetection of cases of COVID-19 in France threatens epidemic control*），Fig. 1，展示了按检测周和发病周(条形图)以及检测阳性率(折线图)划分的法国大陆病毒确诊症状病例的估计数量。

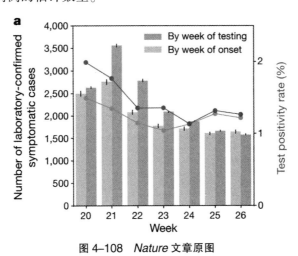

图 4-108　*Nature* 文章原图

使用 NHANES 数据集中的变量 BMI_WHO,TotChol 等通过 ggplot2 包实现对插图 4-108 的模拟。

```
library(NHANES)
NHANESsub <- na.omit(NHANES [, c(3, 23, 25, 26, 35)])
```

1. 生成分类变量 Hypertension

```
NHANESsub$Hypertension <-
  ifelse(NHANESsub$BPSysAve >= 130 |
           NHANESsub$BPDiaAve >= 80, "Yes", "No")
```

2. 误差棒条形图数据集

```
library(dplyr)
# 分组计算变量 TotChol 的均值和标准差
df <- NHANESsub %>%
  group_by(BMI_WHO, Gender) %>%
  summarise(mean = mean(TotChol), #mean 计算
            sd = sd(TotChol)) #sd 计算
df$lower <- df$mean - df$sd
df$upper <- df$mean + df$sd
df
## # A tibble: 8 x 6
## # Groups:   BMI_WHO [4]
##   BMI_WHO       Gender  mean    sd lower upper
##   <fct>         <fct>  <dbl> <dbl> <dbl> <dbl>
## 1 12.0_18.5     female  4.26 0.720  3.54  4.98
## 2 12.0_18.5     male    4.14 0.747  3.39  4.89
## 3 18.5_to_24.9  female  4.88 1.07   3.82  5.95
## 4 18.5_to_24.9  male    4.58 1.02   3.56  5.60
## 5 25.0_to_29.9  female  5.21 1.10   4.11  6.31
## 6 25.0_to_29.9  male    5.05 1.11   3.95  6.16
## 7 30.0_plus     female  5.04 1.03   4.01  6.07
## 8 30.0_plus     male    4.90 1.05   3.86  5.95
```

3. 条形图

```
library(ggplot2)
```

（1）默认参数

```
ggplot(df, aes(BMI_WHO, mean)) +
  geom_col()
```

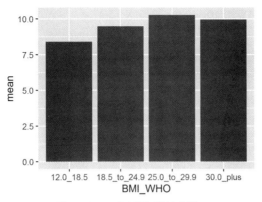

图 4-109　条形图(默认参数)

图 4-109 将分类变量 BMI_WHO 映射到 x 轴,没有显示分类变量 Gender 的分组。

(2)按分类变量 Gender 给条柱着色(默认配色方案)

```
ggplot(df, aes(BMI_WHO, mean)) +
  geom_col(aes(fill = Gender))# 堆积条形图
```

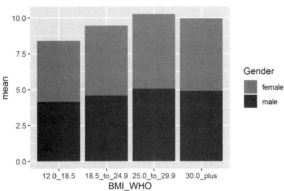

图 4-110　条形图(按分类变量 Gender 给条柱着色)

(3)簇状条形图

```
p <- ggplot(df, aes(BMI_WHO, mean)) +
  geom_col(aes(fill = Gender), position = 'dodge', width = 0.8)
```

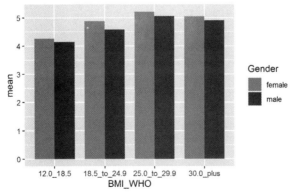

图 4-111　簇状条形图

geom_col(position='dodge')是绘制簇状条形图参数。

（4）添加误差棒

```
p2 <- p +
  geom_errorbar(aes(BMI_WHO, group = Gender, ymin = lower, ymax = upper),
    position = position_dodge(width = 0.8), width = 0, cex = 1,
    color = "grey50")
```

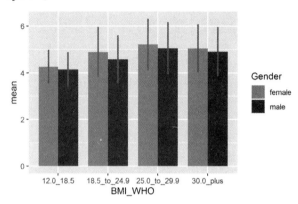

图4-112 簇状条形图（添加误差棒）

position_dodge()函数的参数 width 与 geom_col ()函数的参数 width 保持一致，才能确保将误差棒放置到条柱的中心位置。geom_errorbar()函数的参数 width 定义误差棒的宽度。

（5）指定颜色给条柱配色

```
p3 <- p2 +
  scale_fill_manual(values = c('#fec79e', '#8ec4cb'))
```

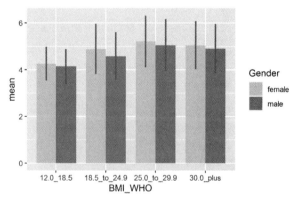

图4-113 簇状条形图（指定颜色）

（6）更换主题

```
p4 <- p3 +
  theme_test()
```

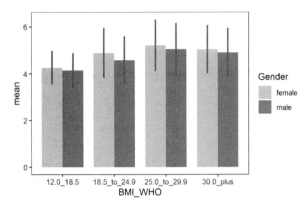

图 4-114 簇状条形图(theme_test 主题)

(7)去除图例

```
p5 <- p4 +
    theme(legend.position = 'none')
```

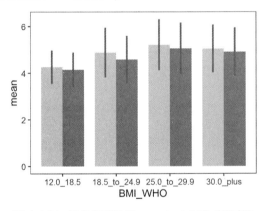

图 4-115 簇状条形图(theme_test 主题,无图例)

(8)更改 y 轴标题

```
p6 <- p5 +
    labs(y = "TotChol(mmol/L)")
```

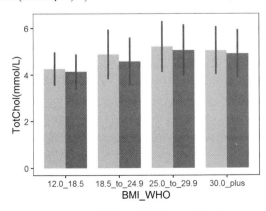

图 4-116 簇状条形图(更改 y 轴标题)

(9)创建图例

```
p7 <- p6 +
  geom_rect(aes(
    xmin = 3.7,
    xmax = 4,
    ymin = 6.7,
    ymax = 6.9
  ),
  fill = '#8ec4cb',
  color = '#8ec4cb') +
  geom_rect(aes(
    xmin = 3.7,
    xmax = 4,
    ymin = 6.4,
    ymax = 6.6
  ),
  fill = '#fec79e',
  color = '#fec79e') +
  annotate(
    geom = 'text',
    x = 4.26,
    y = 6.82,
    label = 'male',
    size = 5
  ) +
  annotate(
    geom = 'text',
    x = 4.29,
    y = 6.56,
    label = 'fmale',
    size = 5
  )
```

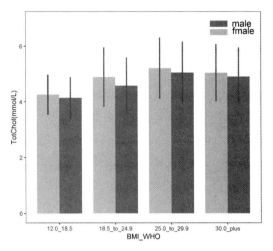

图4-117 簇状条形图(创建图例)

为了模拟原文章插图,去除默认的图例,用 geom_rect()函数绘制色块,annotate()函数添加文本自定义图例。

4. 折线图

数据集

```
linetable <- xtabs( ~ BMI_WHO + Gender + Hypertension, data = NHANESsub)
options(digits = 2)
proportions(ftable(linetable), 1)
##                       Hypertension    No    Yes
## BMI_WHO       Gender
## 12.0_18.5     female                0.951 0.049
##               male                  0.930 0.070
## 18.5_to_24.9  female                0.809 0.191
##               male                  0.758 0.242
## 25.0_to_29.9  female                0.695 0.305
##               male                  0.654 0.346
## 30.0_plus     female                0.671 0.329
##               male                  0.549 0.451
linedata <-
  as.data.frame(proportions(ftable(linetable), 1)) # 1 表示行,2 表示列
linedata
##          BMI_WHO Gender Hypertension  Freq
## 1       12.0_18.5 female           No 0.951
## 2    18.5_to_24.9 female           No 0.809
## 3    25.0_to_29.9 female           No 0.695
## 4       30.0_plus female           No 0.671
```

```
## 5       12.0_18.5    male         No 0.930
## 6   18.5_to_24.9    male         No 0.758
## 7   25.0_to_29.9    male         No 0.654
## 8       30.0_plus    male         No 0.549
## 9       12.0_18.5 female        Yes 0.049
## 10  18.5_to_24.9 female        Yes 0.191
## 11  25.0_to_29.9 female        Yes 0.305
## 12      30.0_plus female        Yes 0.329
## 13      12.0_18.5    male        Yes 0.070
## 14  18.5_to_24.9    male        Yes 0.242
## 15  25.0_to_29.9    male        Yes 0.346
## 16      30.0_plus    male        Yes 0.451
```

```
dt <- subset(linedata, Hypertension == "Yes")
##            BMI_WHO Gender Hypertension  Freq
## 9       12.0_18.5 female        Yes 0.049
## 10  18.5_to_24.9 female        Yes 0.191
## 11  25.0_to_29.9 female        Yes 0.305
## 12      30.0_plus female        Yes 0.329
## 13      12.0_18.5    male        Yes 0.070
## 14  18.5_to_24.9    male        Yes 0.242
## 15  25.0_to_29.9    male        Yes 0.346
## 16      30.0_plus    male        Yes 0.451
```

```
ggplot(dt, aes(BMI_WHO, Freq, group = Gender)) +
  geom_point() +
  geom_line()
```

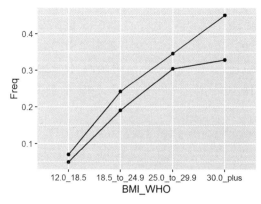

图 4-118　折线图

　　绘制折线图使用 geom_point()函数和 geom_line()函数,需要映射一个 Gender,
否则绘制折线图时无法识别分成两组折线。

```
p8 <- ggplot(dt, aes(BMI_WHO, Freq, group = Gender, color = Gender)) +
  geom_point() +
  geom_line()
```

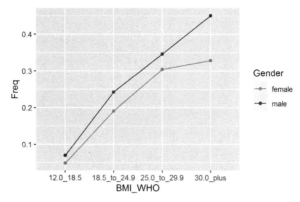

图 4-119 折线图(按性别着色)

```
p9 <- p8 +
  scale_color_manual(values = c('#1e8b9b', '#ff8c3e'))
```

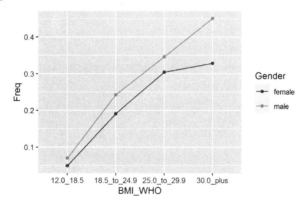

图 4-120 折线图(按性别着色)

```
p10 <- p9 +
  theme_test()
```

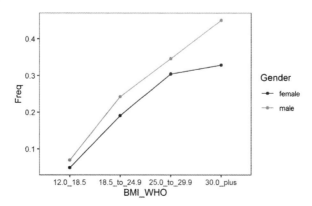

图 4-121 折线图(theme_test 主题)

```
p11 <- p10 +
  theme(legend.position = 'none')
```

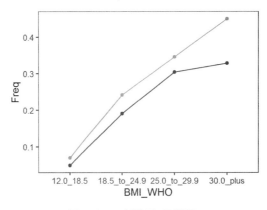

图 4-122　折线图(无图例)

5. 图层叠加

```
p12 <- p7 +
  scale_y_continuous(
    limits = c(0, 7.6),
    expand = c(0, 0),
    sec.axis = sec_axis( ~ . * 12, name = 'Hypertension(%)')) +
  geom_point(data = dt,
             aes(BMI_WHO, Freq * 12,
                 color = Gender),
             size = 1.6) +
  geom_line(data = dt,
            aes(BMI_WHO, Freq * 12,
                color = Gender, group = Gender),
            cex = 0.7) +
  scale_color_manual(values = c('#ff8c3e', '#1e8b9b'))
```

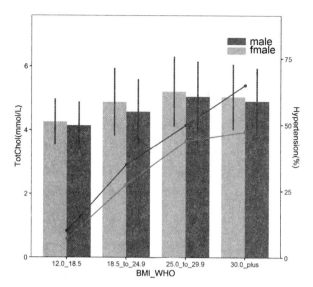

图4-123 模拟 *Nature* 文章插图

图4-123展示了不同BMI的男性和女性血液总胆固醇含量的平均值与标准差,折线图展示了不同BMI的男性和女性高血压发病率。

ggplot2绘图原理是一步一步添加图层,因此即使两个不同数据也可以直接通过ggplot2内的绘图函数添加上去。因此使用第二个数据集的时候,需要在绘图函数内用data = 参数导入数据。

第二 y 轴的设置使用 scale_y_continue()函数,参数 sec.axis = sec_axis(~.*12, name ='Hypertension(%)'))设置轴标题和数值大小,"~.*12"表示第二 y 轴的数值相当于第一 y 轴的12倍。

第五章　散点图

将连续型变量的数据以点的形式展现在直角坐标系上,这种图形称为散点图。散点图主要用于展示两组连续型变量之间的关系。

ggplot()函数包括 9 个部件:

数据 (data) (数据框)

映射 (mapping)

几何形状 (geom)

统计变换 (stats)

标度 (scale)

坐标系 (coord)

分面 (facet)

主题 (theme)

存储和输出 (output)

其中前三个是必需的。

一张统计图形就是从数据到几何形状(geometric object,缩写 geom)所包含的图形属性(aesthetic attribute,缩写 aes)的一种映射。图形属性是指视觉可以感知的东西,比如大小、形状、颜色和位置等,aes()函数将数据框中的数据变量映射到图形属性。

aes()函数的前两个参数默认为 x、y, 因此,aes(x = Height, y = Weight))可以简写为 aes(Height, Weight))。

映射关系 aes (x = Height, y = Weight) 写在 ggplot () 里时, 为全局声明。当geom_point()画图时,发现缺少图形所需的映射关系(点的位置、点的大小、点的颜色等),就会从 ggplot()全局变量中继承映射关系。

映射关系 aes(x = Height, y = Weight) 写在几何形状 geom_point()里时, 此处的映射关系为局部声明。geom_point()绘图时,发现所需的映射关系已经存在,就不会继承全局变量的映射关系。

第一节 基本散点图

一、缺省参数散点图

```
library(ggplot2)
library(NHANES)
NHANESsub<-na.omit(subset(NHANES,Age<8)[,c(3,4,5,7,17,20,21,35)])
set.seed(6)# 设置随机抽样种子
tests = sample(nrow(NHANESsub), round(nrow(NHANESsub)*1/10))
df<-NHANESsub[tests, ]
ggplot(df) +
  geom_point(aes(x = Height, y = Weight))
```

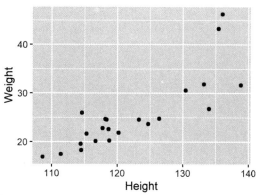

图 5-1 学龄前儿童身高体重散点图(缺省参数)

二、点的颜色、形状和大小

(一)点的颜色

ggplot2 缺省参数散点图,点为黑色。设置点的颜色使用参数 color。

1. 两个连续变量散点图(theme_classic 主题)

将点的颜色设置为"grey60"。

```
ggplot(df) +
  geom_point(aes(x = Height, y = Weight), colour = "grey60") +
  theme_classic()
```

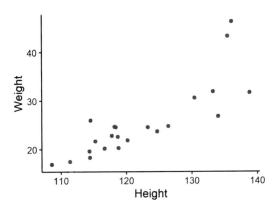

图 5-2　学龄前儿童身高体重散点图(colour="grey60")

2. 两个连续变量和一个分类变量散点图

(1)将点的颜色映射为分类变量 Gender(自动设置点的颜色)

```
ggplot(df) +
  geom_point(aes(x = Height, y = Weight, color = Gender)) +
  theme_classic()
```

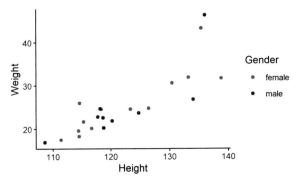

图 5-3　学龄前儿童身高体重散点图(color= Gender)

(2)将点的颜色映射为分类变量 Gender(通过 scale_color_manual 指定点的颜色)

```
ggplot(df) +
  geom_point(aes(x = Height, y = Weight, color = Gender)) +
  scale_color_manual(values = c("#008280FF", "#AD002AFF")) +
  theme_classic()
```

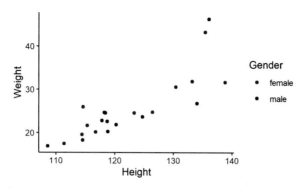

图 5-4 学龄前儿童身高体重散点图[values=c("#008280FF","#AD002AFF")]

（3）调用 RColorBrewr 包配色方案

RColorBrewr 包提供了 3 套配色方案：a. 连续型（sequential）配色方案，b. 离散型（Diverging）配色方案，c. 极端型（Qualitative）配色方案。

```
library(RColorBrewer)
ggplot(df) +
    geom_point(aes(x = Height, y = Weight, color = Gender)) +
    scale_color_brewer(palette = "Dark2") + #使用 "Dark2" 调色板中的颜色
    theme_classic()
```

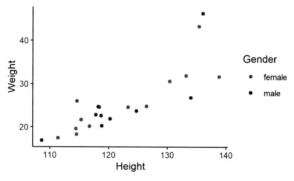

图 5-5 学龄前儿童身高体重散点图(palette="Dark2")

（4）调用 ggsci 包配色方案

ggsci 包提供了一系列的调色板，收录了来自顶级的科学期刊的配色、数据库可视化中的配色等，不论是离散型的配色还是连续型的配色一应俱全。所有的调色板可以被 ggplot2 的 scale 系列函数直接调用。

调用命令为：scale_color_palname()；scale_fill_palname()。

其中，palname 为相应的调色板名称，color 表示线条、点的颜色，fill 表示填充色。

常用配色方案如下：

a. Science 杂志配色方案（aaas），b. 美国医学会杂志配色方案（jama），c. 临床肿瘤学杂志配色方案（jco），d. 柳叶刀杂志配色方案（lancet），e. Nature 杂志配色方案（npg），f. 新英格兰医学杂志配色方案（nejm）。

```
ggplot(df) +
  geom_point(aes(x = Height, y = Weight, color = Gender)) +
  scale_color_npg() +
  theme_classic()
```

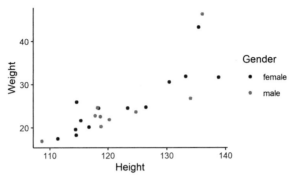

图 5-6　学龄前儿童身高体重散点图(palette=" npg")

(二),点的形状

ggplot2 缺省参数散点图,点的形状为实芯圆点(图 5-7 中序号为 16 的图形)。

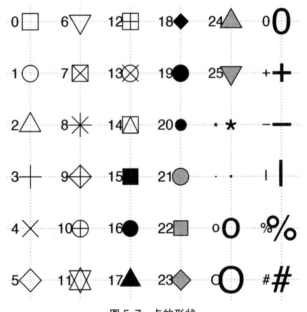

图 5-7　点的形状

参数 pch 或 shape 可以设置点的形状。

图 5-7 中有些点尽管形状相同,比如 0、15 和 22 都是正方形,它们的区别在于图形属性 color 和 fill 不同。空心形状 (0~14) 的边界颜色由 color 决定;实心形状 (15~20)的填充颜色由 color 决定;填充形状(21~25)的边界颜色由 color 决定,填充颜色由 fill 决定。25 号以后的符号用键盘输入,加英文格式双引号, 如 geom_point (shape="#")。

1. 两个连续变量散点图(theme_classic 主题)

将点的形状设置为 "shape=21"。

```
ggplot(df) +
  geom_point(aes(x = Height, y = Weight), shape = 21) +
  theme_classic()
```

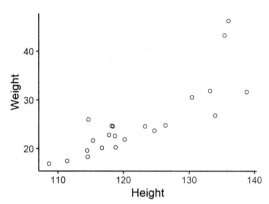

图 5–8 学龄前儿童身高体重散点图(shape=21)

2. 两个连续变量和一个分类变量散点图

(1)将点的形状映射为分类变量 Gender(自动设置点的形状)

```
ggplot(df) +
  geom_point(aes(x = Height, y = Weight, shape = Gender)) +
  theme_classic()
```

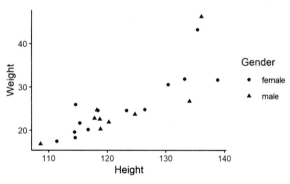

图 5–9 学龄前儿童身高体重散点图(shape= Gender)

(2) 将点的形状映射为分类变量 Gender (通过 scale_shape_manual 指定点的形状)

```
ggplot(df) +
  geom_point(aes(x = Height, y = Weight, shape = Gender)) +
  scale_shape_manual(values = c(1, 16)) #指定点的形状
```

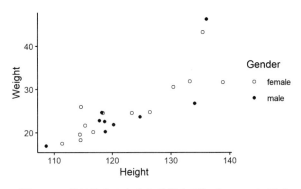

图 5-10　学龄前儿童身高体重散点图[values=c(1,16)]

(三)点的大小

ggplot2 缺省参数散点图,点的大小默认为 size=1.5,参数 size 可以设置点的大小。

```
ggplot(df) +
  geom_point(aes(x = Height, y = Weight), size = 2) +
  theme_classic()
```

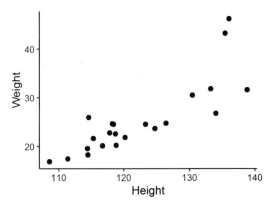

图 5-11　学龄前儿童身高体重散点图(size=2)

三、绘图主题

ggplot2 提供了 10 种内置主题,theme_gray 为默认主题。具体内容参见本书直方图一章。

四、添加拟合线

1. 添加局部回归拟合线

```
ggplot(df, aes(x = Height, y = Weight)) +
  geom_point() +
  geom_smooth()
## `geom_smooth()` using method = 'loess' and formula = 'y ~ x'
```

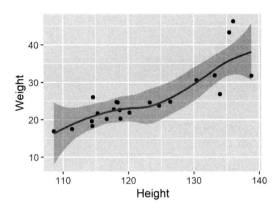

图 5-12 学龄前儿童身高体重散点图(添加局部回归拟合线)

3. 添加三次多项式回归拟合线

```
ggplot(df, aes(x = Height, y = Weight)) +
  geom_point() +
  geom_smooth(method = 'lm', formula = y ~ poly(x, 3))
```

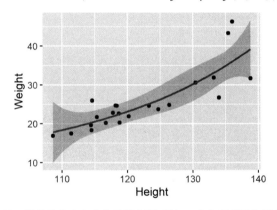

图 5-13 学龄前儿童身高体重散点图(添加三次多项式回归拟合线)

4. 添加线性回归拟合线,添加 95%置信区间

```
ggplot(df, aes(x = Height, y = Weight)) +
  geom_point() +
  geom_smooth(method = 'lm', formula = y ~ x)
```

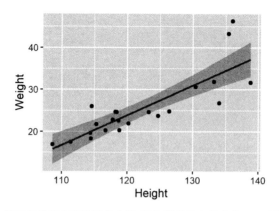

图5-14 学龄前儿童身高体重散点图(添加线性回归拟合线,95%置信区间)

5. 添加线性回归拟合线

```
ggplot(df, aes(x = Height, y = Weight)) +
  geom_point() +
  geom_smooth(method = 'lm',
              formula = y ~ x,
              se = FALSE)
```

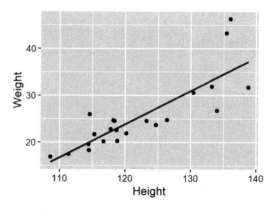

图5-15 学龄前儿童身高体重散点图(添加线性回归拟合线)

6. 添加线性回归拟合线和回归方程

```
library(ggpubr)
ggplot(df, aes(Height, Weight)) +
  geom_point(colour = "grey70") +
  geom_smooth(method = 'lm', formula = y ~ x) +
  stat_cor(aes(label = paste(..r.label.., ..p.label..,
                             sep = "~`,`~")), label.x = 110,
               size = 3.2) +
  stat_regline_equation(label.x = 110,
                        label.y = 43,  size = 3.2) +
```

theme_test()

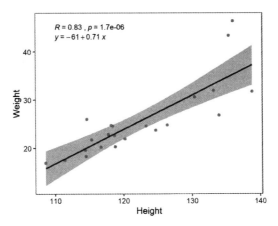

图5-16　学龄前儿童身高体重散点图(添加回归方程)

7. 添加子集回归拟合线

```
ggplot(df, aes(Height, Weight)) +
  geom_point(aes(color = Gender)) +
  geom_smooth(aes(color = Gender),
    method = lm,
    se = FALSE,
    fullrange = TRUE) +
  theme_test()
```

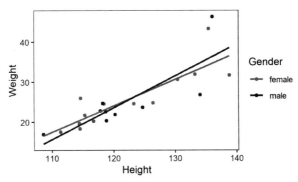

图5-17　学龄前儿童身高体重散点图(添加子集回归拟合线)

五、添加边际图

1. 添加边际地毯

```
ggplot(df, aes(x = Height, y = Weight)) +
  geom_point(col = "grey60") +
  theme_test() +
  geom_rug()
```

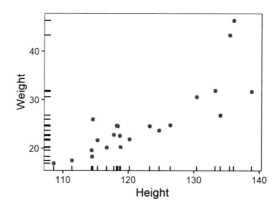

图 5-18　学龄前儿童身高体重散点图(添加边际地毯)

2. 添加边际箱线图

```
library(car)
par(mai = c(0.45, 0.7, 0.1, 0.2),
  cex = 0.86,  mgp = c(1.2, 0.36, 0), tck = -0.016)
scatterplot(Weight ~ Height,
  data = df,
  smooth = F,
  col = "grey60",
  xlab = "Height(cm)",
  ylab = "Weight(kg)")
```

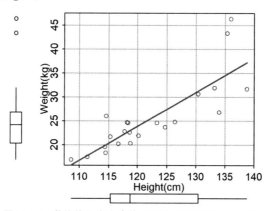

图 5-19　学龄前儿童身高体重散点图(添加边际箱线图)

六、分面散点图

1. 分面散点图

```
ggplot(df, aes(Height, Weight, linetype = Gender)) +
  geom_point(aes(color = Gender)) +
  facet_wrap(~ Gender) +
```

```
theme_test() +
theme(legend.position = "bottom")
```

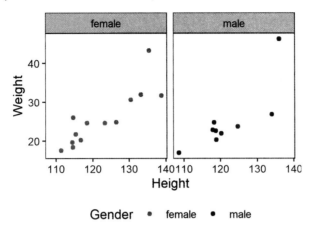

图 5–20　学龄前儿童身高体重散点图(分面)

2. 分面散点图(线性拟合线,95%置信区间)

```
ggplot(df, aes(Height, Weight)) +
  geom_point(aes(color = Gender)) +
  geom_smooth(aes(color = Gender), method = lm, fullrange = TRUE) +
  theme_test() +
  facet_wrap(~ Gender) +
  theme(legend.position = "bottom")
```

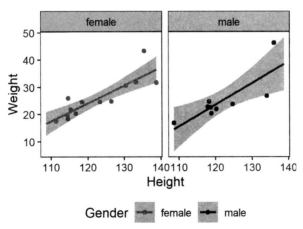

图 5–21　学龄前儿童身高体重分面散点图(线性拟合线,95%置信区间)

3. 分面散点图(添加 loess 回归拟合线,95%置信区间)

```
ggplot(df, aes(Height, Weight, linetype = Gender)) +
  geom_point(aes(color = Gender)) +
  geom_smooth() +
```

```
facet_wrap(~ Gender) +
theme_test() +
theme(legend.position = "bottom")
```

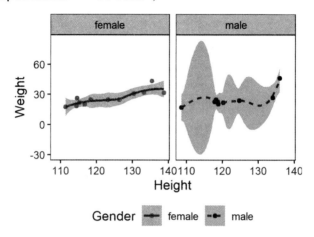

图 5-22　学龄前儿童身高体重分面散点图（添加 loess 回归拟合线，95%置信区间）

七、高密度散点图

通过改变 alpha 值的大小来设置数据点的透明度，可以更好地了解数据点的密度变化。alpha 值为 0~1，alpha 参数越小，透明度越高。

1. 身高体重散点图（alpha = 1）

```
ggplot(NHANESsub) +
  geom_point(aes(Height, Weight)) +
  labs(title = "alpha = 1")
```

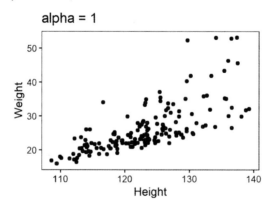

图 5-23　学龄前儿童身高体重分面散点图（alpha = 1）

2. 身高体重散点图（alpha = 1/10）

```
ggplot(NHANESsub) +
  geom_point(aes(Height, Weight), alpha = 1 / 10) +
  theme_test() +
```

```
labs(title = "alpha = 1/10")
```

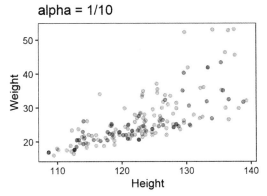

图 5-24 学龄前儿童身高体重分面散点图(alpha = 1/10)

3. 六边形组合散点图

```
require(hexbin);ggplot(NHANESsub, aes(Height, Weight)) +
  theme_test() +
  geom_hex(bins = 20)
```

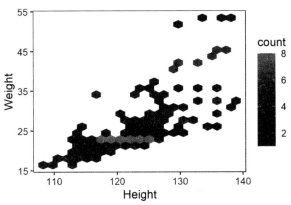

图 5-25 学龄前儿童身高体重六边形组合散点图

八、散点图矩阵

```
panel.hist <- function(x, ...) {
  usr <- par("usr")
  on.exit(par(usr))
  par(usr = c(usr[1:2], 0, 1.5))
  h <- hist(x, plot = FALSE)
  breaks <- h$breaks
  nB <- length(breaks)
  y <- h$counts
  y <- y / max(y)
```

```
  rect(breaks[-nB], 0, breaks[-1], y, col = "cyan", ...)
}
panel.cor <- function (x, y, digits = 2, prefix = "", cex.cor, ...) {
usr <- par("usr")
  on.exit(par(usr))
  par(usr = c(0, 1, 0, 1))
  r <- abs(cor(x, y))
  txt <- format(c(r, 0.123456789), digits = digits)[1]
  txt <- paste0(prefix, txt)
  if (missing(cex.cor))
    cex.cor <- 0.8 / strwidth(txt)
  text(0.5, 0.5, txt, cex = cex.cor * r)}
pairs(NHANESsub[, c(5:8)], pch = 21, upper.panel = panel.cor,
  gap = 0, row1attop = T, bg = "grey90", horOdd = TRUE,
  diag.panel = panel.hist, cex.labels = 1.8, font.labels = 2)
```

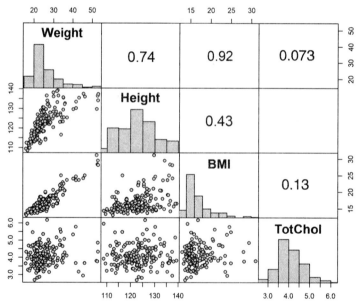

图 5-26　散点图矩阵

九、条件散点图

1. 三个连续变量

```
attach(NHANES)
coplot(Weight ~ Height | Age, panel = panel.smooth, col = "grey60")
```

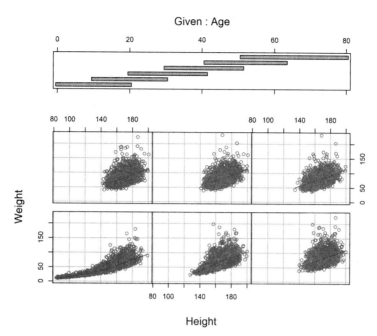

图5-27　身高体重条件散点图(年龄为连续变量)

2. 三个连续变量(overlap = 0)

```
coplot(Weight ~ Height | Age, panel = panel.smooth,
    col = "grey60", overlap = 0)
```

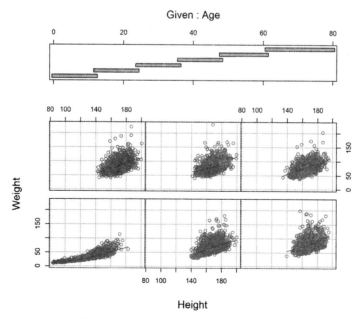

图5-28　身高体重条件散点图(overlap = 0)

3. 两个连续变量和一个分类变量

```
coplot(Weight ~ Height | Race1,
```

panel = panel.smooth, col = "grey60", data=NHANESsub）

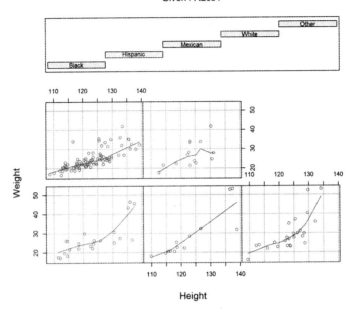

图 5-29　身高体重条件散点图(年龄为分类变量)

条件散点图也称条件分割图，以一个或者两个条件变量作为两组连续型变量的划分条件,条件变量可以是连续变量,也可以是分类变量。在图形的边缘用灰色矩形条标记出变量的取值范围,每个矩形条对应着一幅散点图。

条件分割图中散点图的顺序是从左到右、从下到上,分别与条件变量从左到右、从下到上的指示条对应。

overlap=0.5(默认),表示组与组之间有 50%的数据是重叠的。

第二节　修改坐标轴轴线与轴须

一、修改坐标轴轴线样式

theme_classic 主题坐标轴轴线和刻度线缺省设置如下。

colour : "black"

size　: 0.5

linetype : 1

lineend : "butt"

修改坐标轴轴线可以通过设置 element_line()函数的参数来实现。size,线宽度;lineend,线端样式(round, butt, square,分别代表圆形、对接、方形);colour,线颜色;

linetype,线型,线宽也可用参数 linewidth。

例如:轴线颜色为蓝色,线宽度 size=1,线端样式为"square"。

```
ggplot(df) +
  geom_point(aes(x = Height, y = Weight), colour = "grey60") +
  theme_classic() +
  theme(axis.line = element_line(colour = "#36648B",
    lineend = "square", size = 1))
```

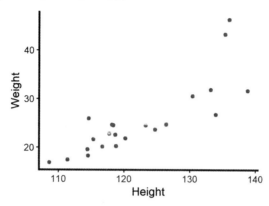

图 5-30 学龄前儿童身高体重散点图(修改轴线颜色和宽度)

二、修改坐标轴轴须样式

轴须的默认参数为:线宽 size=0.5,位于坐标轴外侧,长度为 2.75"points" 的黑色线段。

修改轴须的样式,使用参数 element_line 和 axis.ticks.length,刻度线长度为正,位于坐标轴外侧,刻度线长度为负,位于坐标轴内侧。

下述代码生成的轴须,线宽 linewidth = 1,颜色为蓝色,长度为 0.15"cm",位于坐标轴内侧。

```
ggplot(df, aes(Height, Weight)) +
  geom_point() +
  theme_classic() +
  theme(axis.ticks = element_line(linewidth = 1,
                                  colour = "#36648B")) +
  theme(axis.ticks.length.y = unit(-.15, "cm"),
        axis.ticks.length.x = unit(-.15, "cm"))
```

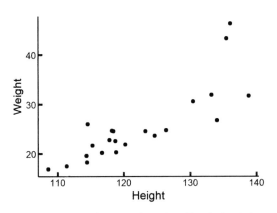

图 5-31 学龄前儿童身高体重散点图(修改轴须颜色、宽度和位置)

第三节 修改坐标轴标题

如果一次修改 x 和 y 两个坐标轴,应选择 axis.title;如果分别修改 x 或 y 轴,应选择 axis.title.x 或 axis.title.y,所有没有在.x 和.y 设置的属性,都会从 axis.title 中继承。

一、修改坐标轴标题内容

```
ggplot(df) +
  geom_point(aes(x = Height, y = Weight)) +
  theme_classic() +
  xlab("Height(cm)") +
  ylab("Weight(kg)")
```

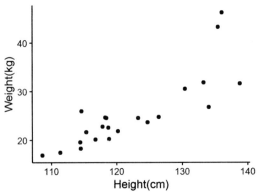

图 5-32 学龄前儿童身高体重散点图(修改坐标轴标题)

二、修改坐标轴标题外观

坐标轴标题默认设置如下。

```
axis.title.x
family: "sans"
face: "plain"
colour: "black"
size: 11
hjust: 0.5
vjust: 1
angle: 0
lineheight: 0.9
margin: 'margin' num [1:4] 2.75points 0points 0points 0points
axis.title.y
family: "sans"
face: "plain"
colour: "black"
size: 11
hjust: 0.5
vjust: 1
angle: 90
lineheight: 0.9
margin: 'margin' num [1:4] 0points 2.75points 0points 0points
axis.title.x = element_text(margin = margin(t =2.75))
axis.title.y = element_text(angle = 90, margin = margin(r = 2.75))
```

下述代码生成的 x 轴标题为 16 pt 黑色字体,y 轴标题为 12 pt 蓝色字体。

```
ggplot(df) +
  geom_point(aes(x = Height, y = Weight)) +
  theme_classic() +
  xlab("Height(cm)") +
  ylab("Weight(kg)") +
  theme(axis.title.x = element_text(vjust = 1, size = 16),
        axis.title.y = element_text(size = 12, color = "blue"))
```

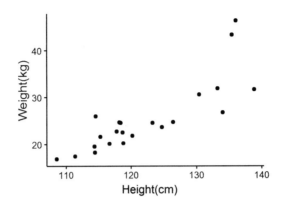

图 5-33　学龄前儿童身高体重散点图(修改轴标题外观)

第四节　修改坐标轴标签

如果一次修改 x 和 y 两个坐标轴,应选择 axis. text;如果分别修改 x 或 y 轴,应选择 axis. text.x 或 axis. text.y,所有没有在.x 和.y 设置的属性,都会从 axis.text 中继承。

刻度标签的默认设置如下。

```
axis.text
family："sans"
face："plain"
colour："grey30"
size：8.8
hjust：0.5
vjust：1
angle：0
lineheight：0.9
margin：NULL
axis.text.x = element_text(margin = margin(t = 2.2))# 刻度标签到 x 轴的距离。单位:pt
axis.text.y = element_text(margin = margin(r = 2.2))
```

一、刻度标签样式(以 y 轴为例)

1. 百分数
```
scale_y_continuous(labels = scales::percent)
```
2. 科学计数法
```
scale_y_continuous(labels = scales::scientific)
```

3. 对数刻度

对数刻度坐标轴的每一个刻度指数变化 10 的 1 次方。一般在数据量级差距较大时使用。

```
library(MASS)
ggplot(Animals, aes(body, brain)) +
  geom_point() +
  scale_x_log10() +
  scale_y_log10() +
  theme_bw() +
  annotation_logticks()
```

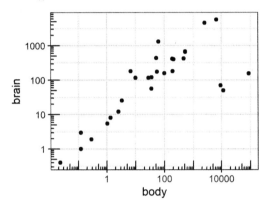

图 5-34　对数刻度散点图

二、连续变量坐标轴刻度划分(以 *y* 轴为例)

1. 刻度划分

```
scale_y_continuous(breaks = c(10,20,30))
```

2. 划分坐标轴刻度并更改刻度标签(蓝色字体仅起示例作用)

```
scale_x_continuous(breaks = c(2, 4, 6), label = c("two", "four", "six"))
```

三、设置刻度范围

1. 设置坐标轴范围并将坐标原点定为 0

```
theme(scale_x_continuous(limits = c(0,120),expand = c(0,0))+
    scale_y_continuous(limits = c(0,40),expand = c(0,0))
```

2. 使用 xlim() 和 ylim()设置坐标轴范围

四、更改坐标轴标度(以 *x* 轴为例)

```
scale_x_discrete(labels = c("4"="a","6"="b","8"="c"))
```

五、修改轴标签外观

下述代码将标签修改为蓝色 10pt 字体。

```
ggplot(df, aes(Height, Weight)) +
  geom_point() +
  theme_classic() +
  theme(axis.text = element_text(size = 10, colour = "blue"))
```

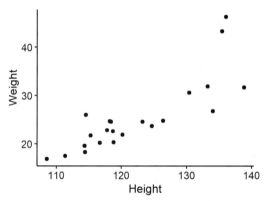

图 5-35　学龄前儿童身高体重散点图(修改轴标签外观)

第五节　模拟 *Regional Studies in Marine Science* 文章散点图

图 5-36 来自文章 *Atmospheric transport of nutrients during a harmful algal bloom event* 的 Fig.2,展示了 2005 年至 2006 年中国东海赤潮与气溶胶的相关性。

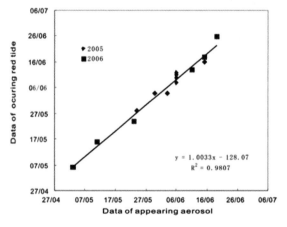

图 5-36　Regional Studies in Marine Science 杂志原图

图片来源:https://doi.org/10.1016/j.rsma.2019.101007

使用 NHANES 数据集中三岁儿童的身高和体重数据模拟上述格式散点图。

数据格式如下。

Gender	Weight	Height
male	11.6	89.9
female	14.7	100.5
female	20.9	103.3
female	18.2	100.7
female	12.8	93.8
male	15.6	98.9
female	16.9	102.3
male	17.7	99.6

其中,Gender 为二分类变量，因子水平为 male 和 female ,Weight 为体重，单位 kg,Height 为身高,单位为 cm。

1. 基本散点图(使用 ggplot 函数的默认参数)

```
library(NHANES)
NHANES3 <-
  na.omit(subset(NHANES, Age == 3 & Weight < 26)[c(3, 17, 20)])
set.seed(1)# 设置随机抽样种子
sub <- sample(nrow(NHANES3), 12)# 无放回随机抽取 12 个行序号
subNHA <- NHANES3[sub, ]
library(ggplot2)
p1 <- ggplot(subNHA, aes(Height, Weight)) +
  geom_point()
```

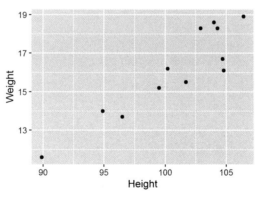

图 5-37　三岁儿童身高体重散点图

2. 将分类变量映射到数据点形状(默认)

```
p2 <- ggplot(subNHA, aes(Height, Weight)) +
  geom_point(aes(shape = Gender))
```

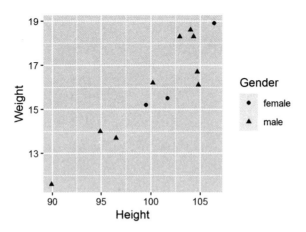

图 5-38 三岁儿童身高体重散点图(将分类变量映射到数据点形状)

3. 将分类变量映射到数据点形状(指定)

```
p3 <- p2 +
  scale_shape_manual(values = c(15, 18))
```

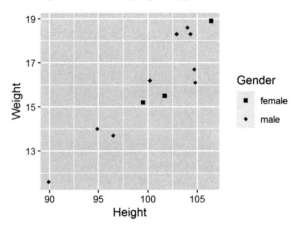

图 5-39 三岁儿童身高体重散点图(指定数据点形状)

4. 通过参数 size 设置数据点大小(默认 size=1.5)

```
p4 <- p3 +
  geom_point(aes(shape = Gender) , size = 2)
```

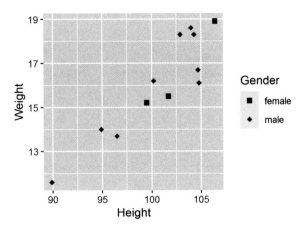

图 5–40　三岁儿童身高体重散点图 (size = 2)

5. 定义绘图主题

```
p5 <- p4 +
  theme_test ()
```

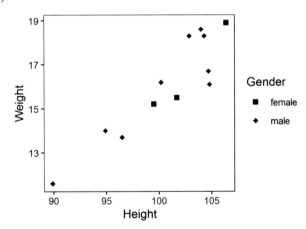

图 5–41　三岁儿童身高体重散点图 (theme_test 主题)

6. 用坐标定位图例位置

```
p6 <- p5 +
  theme(legend.position = c(0.16, 0.7))
```

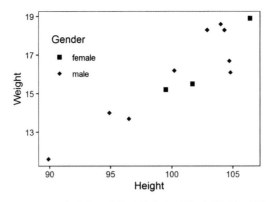

图 5-42　三岁儿童身高体重散点图(坐标定位图例位置)

把 x 轴和 y 轴的长度分别定义为 1 并且各 10 等分, x 和 y 的取值范围为 0~1, 根据坐标值确定图例的位置。

7. 不显示图例标题

```
p7 <- p6 +
  labs(shape = " ")
```

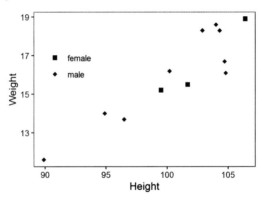

图 5-43　三岁儿童身高体重散点图(不显示图例标题)

8. 修改图例标签

```
p8 <- p7 +
  scale_shape_manual(values = c(15, 18), labels = c("女", "男"))
## Scale for shape is already present.
## Adding another scale for shape, which will replace the existing scale.
```

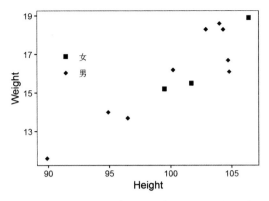

图 5-44　三岁儿童身高体重散点图(修改图例文本)

9. 图例文本标签字号

```
p9 <- p8 +
  theme(legend.text = element_text(size = rel(1)))
```

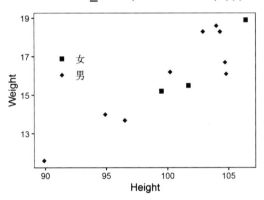

图 5-45　三岁儿童身高体重散点图(修改图例文本标签字号)

10. 图例文本标签与图例水平距离

```
p10 <- p9 +
  theme(legend.spacing.x = unit(0, "cm")) # 可以为负值
```

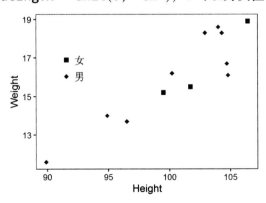

图 5-46　三岁儿童身高体重散点图(缩小图例文本标签与图例水平距离)

11. 添加线性拟合线

```
p11 <- p10 +
  geom_smooth(method = 'lm',
              formula = y ~ x,
              se = FALSE)
```

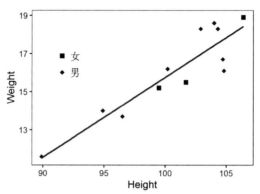

图 5-47　三岁儿童身高体重散点图(添加线性拟合线)

12. 添加统计量(添加统计量需要加载 ggpubr 包)

```
library(ggpubr)
p12 <- p11 +
  stat_cor(aes(label = after_stat(rr.label)),
           label.x = 99,
           label.y = 13) +
  stat_regline_equation(label.x = 99, label.y = 13.5)
```

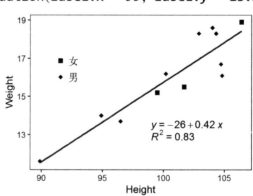

图 5-48　三岁儿童身高体重散点图(添加统计量)

13. 修改坐标轴标题

```
p13 <- p12 +
  xlab(" 身高(cm)") +
  ylab(" 体重(kg)")
```

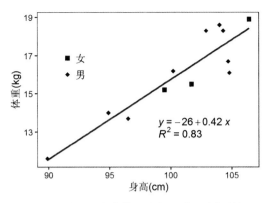

图 5-49 三岁儿童身高体重散点图(修改坐标轴标题)

第六节 模拟 Yahia et al. *BMC Public Health* 文章散点图

图 5-50 来自文章 *Level of nutrition knowledge and its association with fat consumption among college students* Fig.1,展示了按性别划分的营养知识得分(总分)与饱和脂肪总摄入量的相关性。

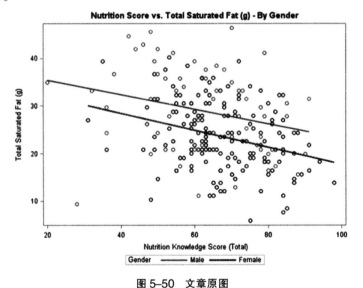

图 5-50 文章原图

图片来源:Yahia et al. BMC Public Health (2016) 16:1047
DOI 10.1186/s12889-016-3728-z

使用 NHANES 数据集中三岁儿童的身高和体重数据仿制上述格式散点图,数据格式如下:

```
Gender Weight Height
  male   11.6   89.9
female   14.7  100.5
female   20.9  103.3
female   18.2  100.7
female   12.8   93.8
  male   15.6   98.9
female   16.9  102.3
  male   17.7   99.6
```

其中,Gender 为二分类变量, 因子水平为 male 和 female ,Weight 为体重, 单位 kg,Height 为身高,单位为 cm。

```
library(NHANES)
NHANES3 <-
  na.omit(subset(NHANES, Age == 3 & Weight < 26)[c(3, 17, 20)])
set.seed(1)# 设置随机抽样种子
sub <- sample(nrow(NHANES3), 36)# 无放回随机抽取 36 个行序号
subNHA <- NHANES3[sub, ]
library(ggplot2)
```

1. 基本绘图(使用 ggplot 函数的默认参数)

```
p1 <- ggplot(subNHA, aes(Height, Weight)) +
  geom_point()
```

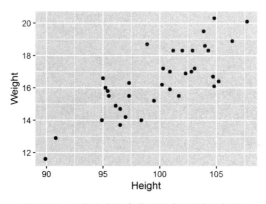

图 5–51　三岁儿童身高体重散点图(默认参数)

2. 定义数据点形状(shape = 1)

```
p2 <- ggplot(subNHA, aes(Height, Weight)) +
  geom_point(shape = 1)
```

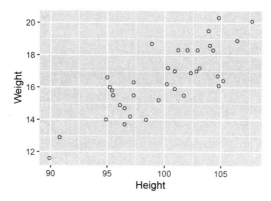

图 5–52 三岁儿童身高体重散点图(shape = 1)

3. 定义数据点大小(size = 2)

```
p3 <- p2 +
  geom_point(shape = 1, size = 2)
```

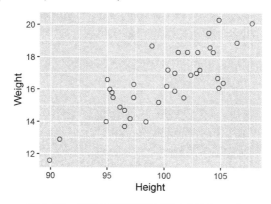

图 5–53 三岁儿童身高体重散点图(size = 2)

4. 将分类变量映射到数据点颜色(默认)

```
p4 <- p3 +
  geom_point(aes(color = Gender), shape = 1, size = 2)
```

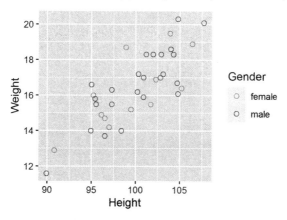

图 5–54 三岁儿童身高体重散点图(color = Gender)

5. 通过参数设置数据点颜色

```
library(ggsci)
p5 <- p4 +
    scale_color_aaas ()# 使用 Science 杂志配色方案
```

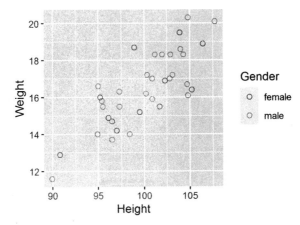

图 5-55　三岁儿童身高体重散点图(*Science* 杂志配色)

6. 定义绘图主题

```
p6 <- p5 +
  theme_light() +
  theme(panel.grid.minor = element_blank(),
        panel.grid.major = element_blank())
```

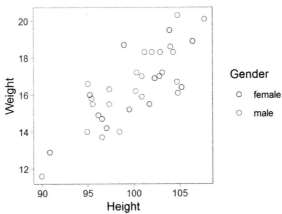

图 5-56　三岁儿童身高体重散点图(theme_light 主题)

7. 添加子集回归拟合线

```
p7 <- p6 +
  geom_smooth(
    aes(color = Gender),
    method = lm,
```

```
  se = FALSE,
  fullrange = TRUE)
```

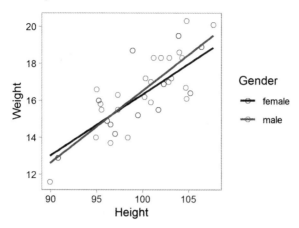

图 5–57　三岁儿童身高体重散点图(添加子集回归拟合线)

8. 调整图例位置

```
p8 <- p7 +
  theme(legend.position = "bottom")
```

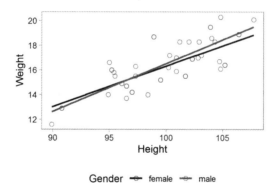

图 5–58　三岁儿童身高体重散点图(图例放置底部)

9. 图例加边框

```
p9 <- p8 +
  theme(legend.box.background = element_rect(),
        legend.box.margin = margin(2, 6, 2, 6))
```

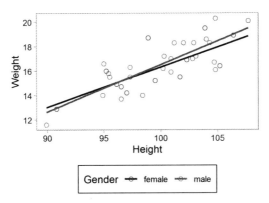

图 5-59　三岁儿童身高体重散点图(图例加边框)

10. 调整图例标签顺序

```
p10 <- p9 +
  guides(color = guide_legend(reverse = TRUE))
```

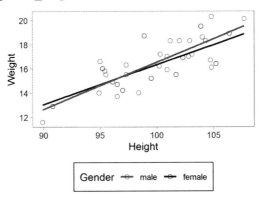

图 5-60　三岁儿童身高体重散点图(调整图例标签顺序)

11. 添加标题

```
p11 <- p10 +
  labs(title = "Height(cm) vs. Weight(kg)-By Gender ") +
  theme(plot.title = element_text(face = "bold", hjust = 0.5))
## `geom_smooth()` using formula = 'y ~ x'
```

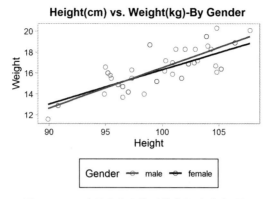

图 5–61 三岁儿童身高体重散点图(添加标题)

12. 修改坐标轴标题

```
p12<-p11+
  xlab("Height(cm)") +
  ylab("Weight(kg)")
```

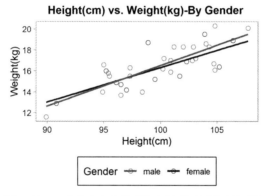

图 5–62 三岁儿童身高体重散点图(修改坐标轴标题)

第六章 折线图

折线图通常用来对两个变量之间的相互依存关系进行可视化,表示数据的变化趋势。其中,x 轴对应自变量,可以是时间变量、连续型变量或有序分类变量,y 轴对应因变量。

按照 x 值从小到大的顺序将所有点逐一连接起来,任意两点具有不同的 x 值。

一、简单折线图

1. x 轴为时间变量

R 内置数据集 AirPassengers 是美国泛美航空公司 1949—1960 年(12 年 144 个月)国际航班订票的月度数据(单位:千人)。

```
##      Jan Feb Mar Apr May Jun Jul Aug Sep Oct Nov Dec
## 1949 112 118 132 129 121 135 148 148 136 119 104 118
## 1950 115 126 141 135 125 149 170 170 158 133 114 140
## 1951 145 150 178 163 172 178 199 199 184 162 146 166
## 1952 171 180 193 181 183 218 230 242 209 191 172 194
## 1953 196 196 236 235 229 243 264 272 237 211 180 201
## 1954 204 188 235 227 234 264 302 293 259 229 203 229
## 1955 242 233 267 269 270 315 364 347 312 274 237 278
## 1956 284 277 317 313 318 374 413 405 355 306 271 306
## 1957 315 301 356 348 355 422 465 467 404 347 305 336
## 1958 340 318 362 348 363 435 491 505 404 359 310 337
## 1959 360 342 406 396 420 472 548 559 463 407 362 405
## 1960 417 391 419 461 472 535 622 606 508 461 390 432
par(mai = c(0.5, 0.5, 0.16, 0.2),
  mgp = c(1.6, 0.5, 0),
  tck = -0.016,
  cex = 0.8)
library(forecast)
plot(AirPassengers)
```

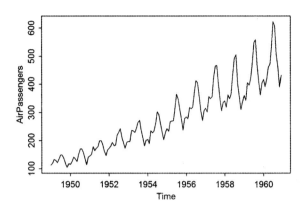

图6-1 美国泛美航空公司1949—1960年国际航班订票的月度数据(单位:千人)

2. x 轴为有序分类变量

```
library(NHANES)
library(dplyr)
NHANESsub <- na.omit(NHANES [, c(3, 4, 5, 7, 17, 21, 23, 35)])
df <- NHANESsub %>%                    filter(Gender == "male") %>%
      group_by(AgeDecade) %>%
  summarize_at(.vars = "TotChol", .funs = mean)
df
## # A tibble: 8 x 2
##    AgeDecade TotChol
##    <fct>       <dbl>
## 1 " 0-9"       4.10
## 2 " 10-19"     4.00
## 3 " 20-29"     4.70
## 4 " 30-39"     5.00
## 5 " 40-49"     5.32
## 6 " 50-59"     5.19
## 7 " 60-69"     4.89
## 8 " 70+"       4.70
library(ggplot2)
ggplot(df, aes(x = AgeDecade,                    y = TotChol,
   group = 1)) +
  geom_line() +
  theme_test() +
  ylab(" 总胆固醇(mmol/L)")
```

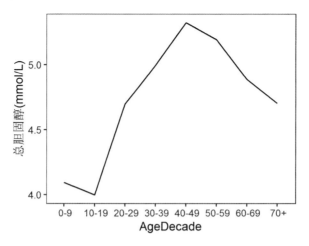

图 6-2　不同年龄组男性总胆固醇平均水平折线图

3. x 轴为有序分类变量(添加数据标记)

```
ggplot(df, aes(x = AgeDecade, y = TotChol, group = 1)) +
  geom_line() +
  geom_point() +
  theme_test() +
  ylab("总胆固醇(mmol/L)")
```

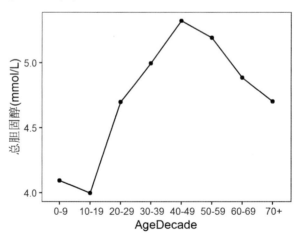

图 6-3　不同年龄组男性总胆固醇平均水平折线图(添加数据标记)

数据标记默认的 shape 是实线圆圈,默认的 size 值是 2,默认的 colour 是黑色,填充色(fill)只适用于标号 21~25(数据符号见本书第五章图 5-7)具有独立边框和填充颜色的符号。

修改数据标记的形状、大小和填充色,使用 geom_point( )函数的参数 size、shape 和 fill。

二、分组折线图

1. 将分组变量 Gender 映射到线型

```
library(dplyr)
library(NHANES)
NHANESsub <- na.omit(NHANES [, c(3, 4, 5, 7, 17, 21, 23, 35)])
data <-  NHANESsub  %>%
  group_by(Gender, AgeDecade) %>%
  summarize_at(.vars = "TotChol", .funs = mean)
data
## # A tibble: 16 x 3
## # Groups:   Gender [2]
##    Gender AgeDecade TotChol
##    <fct>  <fct>       <dbl>
##  1 female " 0-9"       4.08
##  2 female " 10-19"     4.15
##  3 female " 20-29"     4.58
##  4 female " 30-39"     4.92
##  5 female " 40-49"     5.22
##  6 female " 50-59"     5.60
##  7 female " 60-69"     5.52
##  8 female " 70+"       5.28
##  9 male   " 0-9"       4.10
## 10 male   " 10-19"     4.00
## 11 male   " 20-29"     4.70
## 12 male   " 30-39"     5.00
## 13 male   " 40-49"     5.32
## 14 male   " 50-59"     5.19
## 15 male   " 60-69"     4.89
## 16 male   " 70+"       4.70
ggplot(data, aes(x = AgeDecade, y = TotChol,
         group = Gender , linetype = Gender)) +
  geom_line() +
  geom_point() +
  theme_test() +
  ylab(" 总胆固醇(mmol/L)") +
  theme(legend.position = "bottom")
```

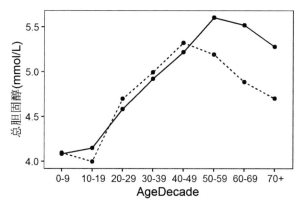

图 6–4　不同年龄组人群总胆固醇平均水平折线图 (分组变量 Gender 映射到线型)

```
# 线型
par(mai = c(0.2, 0.2, 0.16, 0.2), mgp = c(1.6, 0.5, 0))
x0 = numeric(6) + 2
y0 = 6:1
x1 = x0 + 5
y1 = y0
x = c(2, 2)
y = c(3, 3)
plot(x, y, xlim = c(0, 8), ylim = c(0, 8), type = "l",
  lty = 0, axes = FALSE, ann = FALSE) # 不显示坐标轴标签
segments(x0, y0, x1, y1, lty = 1:6, lwd = 2, ylim = c(0, 7))
x = numeric(7) + 1
y = 7:1
text(x, y, 0:6)
```

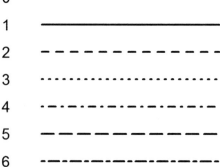

图 6–5　线型

2. 将分组变量 Gender 映射到线条颜色

(1)默认配色方案

```
ggplot(data, aes(x = AgeDecade,
    y = TotChol,
    group = Gender ,
    color = Gender)) +
geom_line() +
geom_point() +
theme_test() +
ylab(" 总胆固醇(mmol/L)") +
theme(legend.position = "bottom")
```

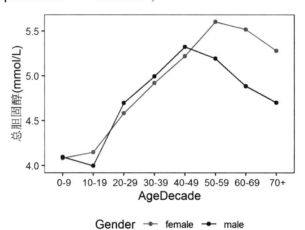

图 6-6　不同年龄组人群总胆固醇平均水平折线图(分组变量 Gender 映射到线条颜色)

(2)使用调色板配色

```
ggplot(data, aes(x = AgeDecade, y = TotChol, group = Gender ,
    color = Gender)) +
geom_line() +
geom_point() +
theme_test() +
ylab(" 总胆固醇(mmol/L)") +
scale_colour_brewer(palette = "Set1") +
theme(legend.position = "bottom")
```

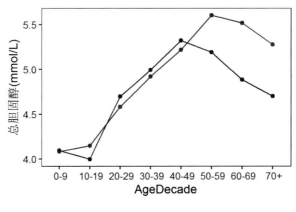

图 6-7　不同年龄组人群总胆固醇平均水平折线图, palette="Set1"

（3）使用 scale_colour_manual( )自定义配色

```
ggplot(data, aes(x = AgeDecade, y = TotChol, group = Gender ,
  color = Gender)) +
  geom_line() +
  geom_point() +
  theme_test() +
  ylab(" 总胆固醇(mmol/L)") +
  scale_color_manual(values = c('#A6A8AB', '#36B34A')) +
  theme(legend.position = "bottom")
```

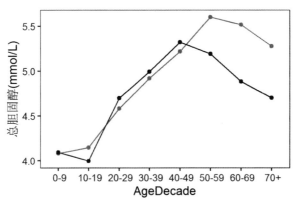

图 6-8　不同年龄组人群总胆固醇平均水平折线图, values = c(´#A6A8AB´,´#36B34A´)

（4）使用 ggsci 包配色方案（*Nature* 杂志配色方案）

```
library(ggsci)
ggplot(data, aes(x = AgeDecade, y = TotChol, group = Gender ,
  color = Gender)) +
```

```
geom_line() +
geom_point() +
theme_test() +
ylab(" 总胆固醇(mmol/L)") +
scale_color_npg() +
theme(legend.position = "bottom")
```

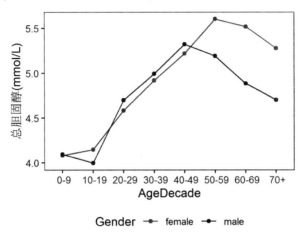

图 6-9　不同年龄组人群总胆固醇平均水平折线图(*Nature* 杂志配色方案)

三、简单均值折线图添加误差棒

```
library(ggpubr)
ggline(NHANESsub, x = "AgeDecade", y = "TotChol", add = "mean_se") +
    ylab(" 总胆固醇(mmol/L)")
```

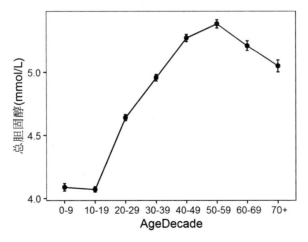

图 6-10　简单均值折线图添加误差棒

四、分组均值折线图添加误差棒

1. 将分组变量 Gender 映射到线型

```
ggline(NHANESsub, x = "AgeDecade", y = "TotChol",
  linetype = "Gender", add = "mean_se") +
  ylab(" 总胆固醇(mmol/L)") +
  theme_test() +
  theme(legend.position = "bottom")
```

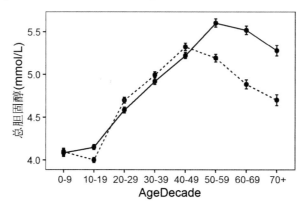

图 6-11　分组均值折线图添加误差棒

2. 将分组变量 Gender 映射到线条颜色

```
ggline(NHANESsub, x = "AgeDecade", y = "TotChol", color = "Gender",
  add = "mean_se") +
  ylab(" 总胆固醇(mmol/L)") +
  theme_test() +
  theme(legend.position = "bottom")
```

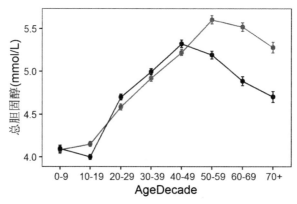

图 6-12　分组均值折线图添加误差棒

五、双 y 轴折线图

```
# R 包
library(ggplot2)
library(dplyr)
library(patchwork) # 同时显示两个图表
# 数据
data <- data.frame(Time = as.Date("2019-01-01") + 0:99,
  temperature = runif(100) + seq(1, 100) ^ 2.5 / 10000,
  price = runif(100) + seq(100, 1) ^ 1.5 / 10)
# 基本折线图
p1 <- ggplot(data, aes(x = Time,                    y = temperature)) +
  geom_line(color = "#69b3a2")
p2 <- ggplot(data, aes(x = Time,                    y = price)) +
  geom_line(color = "grey")
# 两个图表并排显示
p1 + p2
```

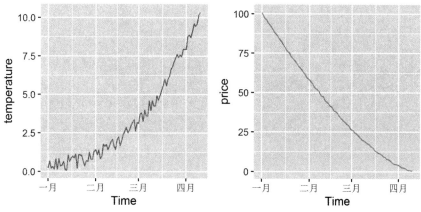

图 6-13　并排显示折线图

sec.axis()不允许构建一个全新的 y 轴。它只是在第一个 y 轴的基础上构建第二个 Y 轴,并应用数学变换。

第二个 y 轴为第一个 y 轴乘以 10,这得益于提供 ~.*10 数学陈述的参数 trans。

```
# Value used to transform the data
coeff <- 10
temperatureColor <- "#69b3a2"
priceColor <- rgb(0.2, 0.6, 0.9, 1)
ggplot(data, aes(x = Time)) +
  geom_line(aes(y = temperature),          color = temperatureColor) +
```

```
geom_line(aes(y = price / coeff), color = priceColor) +
scale_y_continuous(name = "Temperature (Celsius ° )",
# Add a second axis and specify its features
  sec.axis = sec_axis( ~ . * coeff, name = "Price ($)")) +
  theme(axis.title.y = element_text(color = temperatureColor,    size = 13),
    axis.title.y.right = element_text(color = priceColor,    size = 13)) +
  theme_test()
```

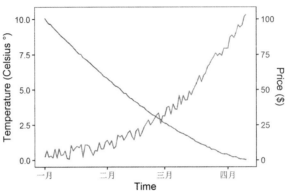

图 6-14 双 *y* 轴折线图

六、带折线图的条形图

```
coeff <- 10
temperatureColor <- "#69b3a2"
priceColor <- rgb(0.2, 0.6, 0.9, 1)
ggplot(head(data, 80), aes(x = Time)) +
  geom_bar(aes(y = temperature),
    stat = "identity",
    size = .1,
    fill = temperatureColor,
    color = "black",
    alpha = .4) +
  geom_line(aes(y = price / coeff),                color = priceColor) +
  scale_y_continuous(name = "Temperature (Celsius ° )",
# Add a second axis and specify its features
  sec.axis = sec_axis( ~ . * coeff,                name = "Price ($)")) +
  theme_test() +
  theme(axis.title.y = element_text(color = temperatureColor,    size = 13),
    axis.title.y.right = element_text(color = priceColor, size = 13))
```

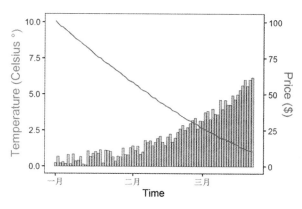

图6-15 带折线图的条形图

七、带误差棒的折线图

下为 NEJM（新英格兰医学期刊）文章 *Acetazolamide in Acute Decompensated Heart Failure with Volume Overload* 中 Figure 1. Successful Decongestion and Evolution of Congestion Scores 的 R 语言实现方法。这个图的主要特点在于两条折线之间的区域填充颜色。

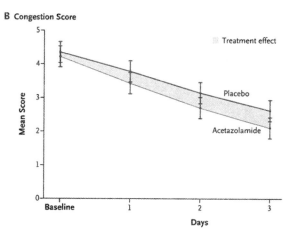

图6-16 Figure 1. Successful Decongestion and Evolution of Congestion Scores

```
test_data1 <- data.frame(x = rep(c(0, 1, 2, 3), 3),
  y1 = c(4.4, 4, 3.1, 2.8, 4.8, 4.3, 3.5, 2.1, 4.1, 3.5, 3.2, 3.1),
  y2 = c(4.2, 3.6, 3, 2, 4.6, 4, 2.5, 1.5, 3.8, 3, 2.7, 2.7))
library(tidyverse)
test_data2 <- test_data1 %>%
  group_by(x) %>%
  summarise(y1 = mean(y1), y2 = mean(y2))

ggplot(test_data2, aes(x = x)) +
```

```
geom_line(aes(x = x, y = y1), color = '#0886CC') +
geom_line(aes(x = x, y = y2), color = '#DA4E33') +
    geom_ribbon    (aes    (ymin    =    y2,    ymax    =    y1),
fill = 'skyblue', alpha = 0.3) +
scale_y_continuous(limits = c(0, 5), expand = c(0, 0)) +
stat_summary(data = test_data1,
  aes(x = x, y = y1),
  geom = 'errorbar',
  color = '#0886CC',
  cex = 1,
  width = 0.05) +
stat_summary(data = test_data1,
  aes(x = x, y = y2),
  geom = 'errorbar',
  color = '#DA4E33',
  cex = 1,
  width = 0.05) +
theme_classic(12) +
labs(x = 'Days', y = 'Mean Score') +
scale_x_continuous(labels = c('Baseline', '1', '2', '3')) +
theme(axis.text = element_text(color = 'black')) +
annotate('text',
  x = 2.5,
  y = 2,
  label = 'Acetazolamide',
  size = 4) +
annotate('text',
  x = 2.5,
  y = 3.3,
  label = 'Placebo',
  size = 4) +
geom_rect(aes(xmin = 2.1,
    xmax = 2.2,
    ymin = 4.65,
    ymax = 4.8),
  fill = 'skyblue',
  alpha = 0.3,
  color = 'white') +
```

```
annotate('text',
    x = 2.55,
    y = 4.75,
    label = 'Treat effect',
    size = 4)
```

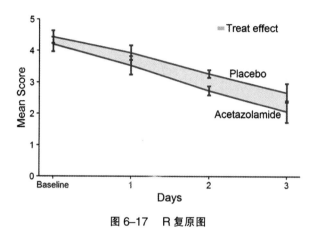

图 6-17 R 复原图

第七章 主题地图

第一节 概述

一、常用在线工具

表 7-1 常用在线工具

URL	说　明
http://datav.aliyun.com/tools/atlas	下载中国、省、市行政区划数据
https://mapshaper.org	转换数据格式

二、地图文件格式

.shp 格式文件是美国环境系统研究所 (Environmental Systems Research Institute,简写 ESRI) 开发的地理信息系统(GIS)文件系统格式文件,是工业标准的矢量数据文件。Shape 文件将空间特征表中的几何对象和属性信息存储在数据集中，一个 Shape 文件包括三个文件:一个主文件(*.shp)、一个索引文件(*.shx)和一个 dBASE(*.dbf)表。主文件记录描述构成一个地理特征(Feature)的所有 vertices 坐标值。在索引文件中,每条记录包含对应主文件记录距离主文件头开始的偏移量,dBASE 表包含 SHP 文件中每一个 Feature 的特征属性,几何记录和属性数据之间的一一对应关系是基于记录数目的 ID。在 dBASE 文件中的属性记录必须和主文件中的记录顺序是相同的。这些文件必须在一起,否则不能成功读取。

表 7-2 文件属性与功能

文件后缀名	主要作用
.shp	用于存储要素几何的主文件 ,必需文件
.shx	用于存储要素的几何索引文件,必需文件
.dbf	用于存储要素属性信息的的 dBASE 标,必需文件
.sbn 和.sbx	用于存储要素空间索引的文件
.prj	用于存储坐标系信息的文件
.xml	用于存储 shape 文件的相关信息

图形数据和属性数据通过索引号 ID 建立一一对应的关系。使用 ID 进行属性数据和图形数据合并,业务数据的纳入需要再次合并。

和.shp 格式文件相比,.json(JavaScript Object Notation)格式文件制作成本低、占用存储空间小,行政区划更新速度快,是当下流行的数据交换格式,很多网站都提供这种轻量级的数据文件。

.json 格式文件遵循 JS 语法,导入 R 之后,全部被强制转化为各种嵌套的 list、data.frame、array 等混合体。

Json 数据格式分为两类, 一类是 geojson, 内部的数据类型显示 FeatureCollection,这种类型的数据文件里面存储的是解码后的经纬度数据,另一类是 topojson, 这种类型的数据文件每一个点不是真实经纬度, 需要通过坐标转换后才能使用。

.rds 格式文件分为 sp.rds 和 sf.rds 两种, 分别对应 sp 和 sf 两种数据结构。使用 sp::readRDS()读取。

三、地图文件下载

(一).shp 格式文件(.shp 格式文件大多收费,免费的又大多过时)

(二).json 格式文件

http://datav.aliyun.com/portal/school/atlas/area_selector

四、地图数据格式

R 语言使用 ggplot2 作图,所支持的地图数据主要包括两类。

(一)sp 格式:SpatialPolygonDataFrame

sp 格式数据是 dataframe(数据描述层)和 polygons(几何映射层)两个对象的组合。数据描述层记录各个地理区域的名称、ID 等信息,几何映射层是每一个行政区域的多边形边界点,按照 order 排序,group 分组,多边形分界点信息是一个多层嵌套的 list 结构,可以通过 fortify {ggplot2}函数将其转换为数据框。

sp 格式数据使用函数 geom_polygon() + coord_map()绘制地图。

(二)sf 格式:Simple feature list column

sf 数据格式将每一个行政区对应的几何多边形的边界点信息封装成一个 list 对象。sf 数据格式使用函数 geom_sf()+ coord_sf()绘制地图。

五、数据读入

(一)shp 格式数据读入

Rgdal 包的 readOGR()函数读入 shp 格式数据转换为 sp 格式数据。

例如:**china_map<-rgdal::readOGR("bou2_4p.shp",stringsAsFactors=FALSE)**

sf 包的 st_read()函数读入数据转换为 sf 格式数据。

例如:**china_map<-sf::st_read("bou2_4p.shp",stringsAsFactors=FALSE)**

(二)json 格式数据读入

geojsonio 包的 geojson_read ()函数读入 json 格式数据转换为 sp 格式数据。

六、多边形填色映射

如果制作填色地图,需要将业务数据和描述层数据进行和并,并将合并后的数据与几何映射层的数据框进行合并。

根据颜色梯度色彩数量划分,共有三类连续型颜色梯度(即渐变色)。

scale_colour_gradient()和 scale_fill_gradient():双色梯度。顺序由低到高,参数 low 和 high 用于控制此梯度两端颜色。

scale_colour_gradient2()和 scale_fill_gradient2():三色梯度。顺序为低 - 中 - 高,参数 low 和 high 用于控制此梯度两端颜色,中点默认值是 0,可以用参数 midpoint 将其设置为任意值。

scale_colour_gradientn()和 scale_fill_gradientn():自定义的 n 色梯度。此标度需要赋给参数 colours 一个颜色向量。不加其他参数的话,这些颜色将依照数据的范围均匀地分布。如果要让这些值不均匀地分布,则可以使用参数 values。如果参数 rescale 的值是 TRUE (默认), 则 values 应在 0 和 1 之间取值, 如果 rescale 取值 FALSE,则 values 应在数据范围内取值。

scale_color_manual(),用于线和点。

scale_fill_manual() ,用于箱线图、条形图、小提琴图等。

颜色梯度常被用来展示一个二维表面的高度,用以描述第三维度,颜色的深浅代表着不同的值,如描述地势高低时,地势的高低常常用颜色深浅来展现。以下将使用 R 自带的一个向量数据集 volcano,经过以下转换成数据框(ggplot2 只接受数据框类型)。

离散型数据有两种颜色标度。一种可以自动选择颜色,另一种可以轻松地手工从颜色集中选择颜色。

默认的配色方案,即 scale_colour_hue()、cale_fill_hue(),可通过沿着 hcl 色轮选取均匀分布的色相来生成颜色。这种方案对颜色较少时有比较好的效果,但对于更多不同的颜色就不好区分开来。

另一种可选的方案是 ColorBrewer 配色。使用的是 scale_colour_ brewer()、scale_fill_brewer()。

七、坐标系选择

(一)正轴等角圆锥投影

coord_map()函数,用于设置投影转换参数。参数 polyconic 得到的是正轴等角圆锥投影视图,经线投影后为辐射直线,纬线为同心圆圆弧,经线间的间隔与经差成正比,经线交于极点。

(二)正轴等角圆柱投影

正轴等角圆柱投影又称墨卡托投影,由荷兰地图学家墨卡托于 1569 年提出。

投影后经线是一组竖直的等距离平行直线,纬线是垂直于经线的一组平行直线。各相邻纬线间隔由赤道向两极增大。赤道附近的纬线较密,极地附近的纬线较稀。

如果要做平面视角的地图,使用 coord_map()默认的投影参数 mercator。

绘制程序中如果没有 coord_map()函数,纬度和经度将绘制在 ggplot2 默认的笛卡尔坐标平面上,绘制的地图呈扁平状。

第二节 创建业务数据

业务数据在定义多边形标签的位置和多边形填色映射时使用。

一、json 格式文件中国地图

```
library(geojsonio)
library(plyr)
library(ggplot2)
ch_map <- geojson_read("e:/chmap/china.json", what = "sp")
Encoding(ch_map@data$name) <- 'UTF-8'
frame_data = ch_map@data
frame_polygon = fortify(ch_map)
name = ch_map@data$name
id <- 1:length(name)
center = aggregate(frame_polygon[, 1:2],
                   list(frame_polygon[, 6]), mean)
names(center)[1:3] <- c("id", "jd", "wd")
namedata <- data.frame(id, name)
chjsdata <- join(namedata, center)
write.csv(chjsdata, file = "d:/chjsdata.csv")
```

表 7-3　中国地图业务数据表

ID	name	jd	wd	signature	value
1	北京市	116.4	40.08387	北京市	0.96
2	天津市	117.4226	39.46639	天津市	0.59
3	河北省	116.4233	39.70381	河北省	0.61
4	山西省	112.5272	37.73608	山西省	0.2
5	内蒙古自治区	116.6522	44.9326	内蒙古	0.69
6	辽宁省	122.2951	40.91746	辽宁省	0.88
7	吉林省	126.5239	43.58324	吉林省	0.51
8	黑龙江省	127.1425	48.4431	黑龙江省	0.33
9	上海市	121.5262	31.26353	上海市	0.57
10	江苏省	118.9448	33.11479	江苏省	0.89
11	浙江省	121.0021	29.40274	浙江省	0.26
12	安徽省	117.219	32.00442	安徽省	0.5
13	福建省	118.5575	25.99355	福建省	0.33
14	江西省	115.7391	27.44355	江西省	0.65
15	山东省	118.8122	36.42583	山东省	0.48
16	河南省	114.1094	34.00032	河南省	0.66
17	湖北省	111.8978	30.89008	湖北省	0.3
18	湖南省	111.6063	27.34335	湖南省	0.67
19	广东省	113.3379	22.92462	广东省	0.95
20	广西壮族自治区	108.4951	24.01123	广西	0.5
21	海南省	113.3185	11.69982	海南省	0.17
22	重庆市	107.8028	29.94167	重庆市	0.29
23	四川省	103.1878	30.67016	四川省	0.53
24	贵州省	106.9843	26.96701	贵州省	0.3
25	云南省	101.7867	25.51384	云南省	0.58
26	西藏自治区	88.94596	31.50088	西藏	0.66
27	陕西省	108.7237	35.28588	陕西省	0.81
28	甘肃省	102.6081	36.53523	甘肃省	0.65
29	青海省	96.58963	35.18228	青海省	0.33
30	宁夏回族自治区	106.2098	37.0075	宁夏	0.29
31	新疆维吾尔自治区	83.59196	40.84752	新疆	0.58
32	台湾省	121.117	23.81991	台湾省	0.39
33	香港特别行政区	114.2074	22.35655	香港	0.56
34	澳门特别行政区	113.5666	22.17317	澳门	0.52

　　第一列至第四列为 chjsdata.csv 文件原有内容,第五列内容是标在地图上的各省市名称,列名称为 signature,内容复制第二列内容,只是将部分过长的名称进行简化,如"香港特别行政区"简化为"香港",第三列名称"jd",是各省市区域质心的经度,第四列名称"wd",是各省市区域质心的纬度,第三列、第四列的数值是每个省市在地图上的经纬度坐

标,第六列暂定名"value",是各省市填充颜色的连续变量或分类变量值。(有些省市的质心数据可能需要微调)

二、shp 格式文件山东省地图

```
library(sf)
library(sp)
library(plyr)
library(ggplot2)
chmap <- st_read("f:/sd/市.shp")# 读取数据
chmap_sp <- as_Spatial(chmap)# 将读取的 sf 格式数据转换为 sp 格式
name <- chmap_sp@data# 提取属性信息
namedf <- data.frame(name, id = seq(1:371))# 属性信息添加 id
polygon <- fortify(chmap_sp)# sp 格式数据转换为数据框
chmap_data <- join(polygon, namedf, type = "full")
shandong <- subset(chmap_data, 省 == " 山东省 ")# 提取子集数据(山东省)
# 计算各地市地理中心经纬度
center = aggregate(shandong[, 1:2], list(shandong[, 6]), mean)
names(center)[1:3] <- c("id", "jd", "wd")# 计算结果变量重新命名
# 提取山东省地市名称
sdname <- subset(namedf [, c(2, 4, 6)], 省 == " 山东省 ")
sdshpdata <- join(sdname, center)# 创建工作数据文件
write.csv(sdshpdata, file = "d:/ sdshpdata.csv")
```

表 7-4 山东省地图业务数据表

省	市	id	jd	wd
山东省	济南市	135	117.2157	36.55498
山东省	青岛市	136	120.1901	36.31946
山东省	淄博市	137	118.0527	36.56045
山东省	枣庄市	138	117.3473	34.94905
山东省	东营市	139	118.5775	37.61342
山东省	烟台市	140	120.8152	37.36778
山东省	潍坊市	141	118.9923	36.41263
山东省	济宁市	142	116.807	35.28971
山东省	泰安市	143	117.0075	36.04211
山东省	威海市	144	122.0072	37.11346
山东省	日照市	145	119.1156	35.5939
山东省	临沂市	146	118.4274	35.4746
山东省	德州市	147	116.5885	37.21133
山东省	聊城市	148	115.918	36.48474
山东省	滨州市	149	117.8243	37.38639
山东省	菏泽市	150	115.673	35.08003

第三节　绘制地图

一、json 格式文件绘制中国地图

1. 普通地图,默认主题,数据路径 "e:/chmap/"

```
library(geojsonio)
library(plyr)
library(ggplot2)
library(mapproj)
ch_map <- geojson_read("e:/chmap/china.json", what = "sp")
Encoding(ch_map@data$name) <- 'UTF-8'
frame_data = ch_map@data
frame_polygon = fortify(ch_map)
name = ch_map@data$name
id <- 1:length(name)
namedata <- data.frame(id, name)
chjsdata = read.csv("e:/chmap/chjsdata.csv", header = T)
map_data <- join(frame_polygon, namedata, type = "full")
## Joining by: id
chmap_data <- join(map_data, chjsdata, type = "full")
## Joining by: name
ggplot(chmap_data, aes(x = long, y = lat, group = group)) +
  geom_polygon(fill = "white", colour = "grey20") +
  coord_map("polyconic") +
  geom_text(data = chjsdata,
    aes(x = jd, y = wd, label = city),
    inherit.aes = FALSE ,
    colour = "red",
    size = 2.8)
```

2. 填色地图,默认主题

```
ggplot(chmap_data, aes(x = long, y = lat,
  group = group, fill = value)) +
  geom_polygon(colour = "grey40") +
  scale_fill_gradient(low = "white", high = "green") +
```

```
coord_map("polyconic") +
geom_text(data = chjsdata,
   aes(x = jd, y = wd, label = city),
   inherit.aes = FALSE ,
   colour = "red",
   size = 2.7)
```

3. 填色地图,theme_bw()主题

```
ggplot(chmap_data, aes(x = long, y = lat,
  group = group, fill = value)) +
  geom_polygon(colour = "grey40") +
  scale_fill_gradient(low = "white", high = "green") +
  coord_map("polyconic") +
  geom_text(data = chjsdata,
    aes(x = jd, y = wd, label = city),
    inherit.aes = FALSE ,
    colour = "red",
    size = 2.7) +
  theme_bw()
```

4. 填色地图,theme_test()主题

```
ggplot(chmap_data, aes(x = long, y = lat,
  group = group, fill = value)) +
  geom_polygon(colour = "grey40") +
  scale_fill_gradient(low = "white", high = "green") +
  coord_map("polyconic") +
  geom_text(data = chjsdata,
    aes(x = jd, y = wd, label = city),
    inherit.aes = FALSE ,
    colour = "red",
    size = 2.7) +
  theme_test()
```

5. 普通地图,默认主题,九段线小图位于右下角

```
p <- ggplot(chmap_data, aes(x = long, y = lat, group = group)) +
  geom_polygon(fill = "white", colour = "grey20") +
  coord_map("polyconic") +
  geom_text(data = chjsdata,
    aes(x = jd, y = wd, label = city),
    inherit.aes = FALSE ,
    colour = "red",
```

```
        size = 2.8) + #控制输出范围
     ylim(18, 55)
# 九段线小图
china_mini  <-  ggplot  (chmap_data,  aes  (x  =  long,  y  =  lat,
group = group)) +
     geom_polygon(fill = "white", colour = "grey20") +
     coord_sf(xlim = c(105, 125),
        ylim = c(2, 23),
        expand = FALSE,
        datum = NA) +
     theme_test () +
     xlab(NULL) +
     ylab(NULL)
library(cowplot)
ggdraw() +
     draw_plot(p) +
     draw_plot(china_mini,
        x = 0.798,
        y = 0.139,
        width = .18,
        height = .28)
     6. 填色地图,默认主题,九段线小图位于右下角
p <- ggplot(chmap_data, aes(x = long, y = lat,
     group = group, fill = value)) +
     geom_polygon(colour = "grey40") +
     scale_fill_gradient(low = "white", high = "green") +
     coord_map("polyconic") +
     geom_text(data = chjsdata, aes(x = jd, y = wd, label = city),
        inherit.aes = FALSE , colour = "red", size = 2.7) +
     theme_test() + #控制输出范围
     ylim(18, 55)
# 九段线小图
china_mini <-
     ggplot(chmap_data, aes(x = long, y = lat, group = group)) +
     geom_polygon(fill = "white", colour = "grey20") +
     coord_sf(xlim = c(105, 125), ylim = c(2, 23),
        expand = FALSE, datum = NA) +
     theme_test () +
```

```
xlab(NULL) +
  ylab(NULL)
library(cowplot)
ggdraw() +
  draw_plot(p) +
  draw_plot(china_mini, x = 0.728, y = 0.159,
    width = .18, height = .28)
```

二、山东省地图

因为 json 格式文件绘制的山东省地图在黄河入海口的形状和 shp 格式文件绘制的山东省地图略有差别,山东省地图使用 shp 格式文件绘制,不再介绍 json 格式文件绘制山东省地图。

```
library(sf)
library(sp)
library(plyr)
library(ggplot2)
sdmap <- st_read("f:/sd/ 市.shp")# 读取数据
sdmap_sp <- as_Spatial(sdmap)# 将读取的 sf 格式数据转换为 sp 格式
name <- sdmap_sp@data# 提取属性信息
namedf <- data.frame(name, id = seq(1:371))# 属性信息添加 id
polygon <- fortify(sdmap_sp)# sp 格式数据转换为数据框
sdmap_data <- join(polygon, namedf, type = "full")
# 属性数据与地理数据合并
shandong <- subset(sdmap_data, 省 == " 山东省 ")
# 提取子集数据(山东省)
center = aggregate(shandong[, 1:2], list(shandong[, 6]), mean)
# 计算各地市地理中心经纬度
names(center)[1:3] <- c("id", "jd", "wd")# 计算结果变量重新命名
sdname <- subset(namedf [, c(2, 4, 6)], 省 == " 山东省 ")
# 提取山东省地市名称
sddata = read.csv("f:/sd/sddata.csv")# 读取业务数据
sddata$fau <- cut(sddata$var1,
                  breaks = c(0, 0.2, 0.4, 0.6, 0.8, 1))
sddata$fam <- factor(sddata$fau,
    labels = c('0~0.2', '0.2~0.4', '0.4~0.6',
                '0.6~0.8', '0.8~1.0'),
    order = TRUE)
sdmap_data <- join(shandong, sddata, type = "full")
```

1. 默认主题,普通山东省地图

```
ggplot(sdmap_data, aes(x = long, y = lat,
                          group = group)) +
  geom_polygon(fill = "white", colour = "grey20") +
  coord_map("polyconic") +
  geom_text(data = sddata,
    aes(x = jd, y = wd, label = 市),
    inherit.aes = FALSE ,
    colour = "red",
    size = 2.7)
```

2. 默认主题,山东省地图(填色地图)

```
ggplot(sdmap_data, aes(x = long, y = lat,
  group = group, fill = var2)) +
  geom_polygon(colour = "grey40") +
  scale_fill_gradient(low = "white", high = "green") +
  coord_map("polyconic") +
  geom_text(data = sddata,
    aes(x = jd, y = wd, label = 市),
    inherit.aes = FALSE,
    colour = "red", size = 2.7)
```

3. theme_bw 主题,山东省地图(填色地图)

```
ggplot(sdmap_data, aes(x = long, y = lat,
  group = group, fill = var2)) +
  geom_polygon(colour = "grey40") +
  scale_fill_gradient(low = "white", high = "green") +
  coord_map("polyconic") +
  geom_text(data = sddata, aes(x = jd, y = wd, label = 市),
    inherit.aes = FALSE, colour = "red", size = 2.7) +
  theme_bw()
```

4. 默认主题,普通山东省地图(添加条柱)

```
ggplot(sdmap_data, aes(x = long, y = lat, group = group)) +
  geom_polygon(fill = "white", colour = "grey50") +
  coord_map() +
  geom_errorbar(aes(x = jd, ymin = wd + 0.06, ymax = wd + var1),
    data = sddata,
    inherit.aes = FALSE ,
    size = 3,
    color = "steelblue",
```

```
    width = 0,
    alpha = 0.8) +
  geom_errorbar(aes(x = jd + 0.116, ymin = wd + 0.06,
      ymax = wd + var2),
    data = sddata,
    inherit.aes = FALSE ,
    size = 3,
    color = "orange",
    width = 0,
    alpha = 0.8) +
  annotate("text",
    x = 122,
    y = 34.4,
    label = "■  2014",
    color = "steelblue",
    size = 5) +
  annotate("text",
    x = 122,
    y = 34.2,
    label = "■  2015",
    color = "orange",
    size = 5) +
  geom_text(data = sddata,
    aes(x = jd, y = wd, label = 市),
    inherit.aes = FALSE ,
    colour = "red",
    size = 2.7)
```

先绘制地图底图,再分别绘制两组(或多组)误差线作为柱形图,误差线的长度根据变量数值具体按比例折算。

注释:① x=jd+ 0.116,柱条间距;② var1、var2 是产生柱条的数据;③ size=3,柱条宽度。

5. 去除坐标网格和灰色背景,theme_void 主题

```
ggplot(sdmap_data, aes(x = long, y = lat, group = group)) +
  geom_polygon(fill = "white", colour = "grey20") +
  coord_map("polyconic") +
  geom_text(data = sddata,
    aes(x = jd, y = wd, label = 市),
    inherit.aes = FALSE ,
```

```
      colour = "red",
        size = 2.7) +
    theme_void ()
```

6. 连续变量分割变成分类变量

```
ggplot(sdmap_data, aes(x = long, y = lat,
    group = group, fill = fau)) +
    geom_polygon(colour = "grey40") +
    scale_fill_brewer(palette = "Blues") +
    coord_map("polyconic") +
    geom_text(data = sddata, aes(x = jd, y = wd, label = 市),
        inherit.aes = FALSE , colour = "red", size = 2.7)
```

7. 叠加气泡

```
ggplot(sdmap_data, aes(x = long, y = lat, group = group)) +
    geom_polygon(fill = "white", colour = "grey") +
    coord_map() +
    geom_point(aes(x = jd, y = wd + 0.16, size = fam),
                colour = "green",
                data = sdmap_data) +
    geom_text(data = sddata,
        aes(x = jd, y = wd, label = 市),
        inherit.aes = FALSE ,
        colour = "red",
        size = 2.7)
```

第八章 基线特征表

基线特征表(Baselinge Feature Table)一般在论文结果的第一部分展示。主要包含入组患者的所有的基线信息,包括社会人口学特征、临床特征、实验室检查指标、既往个人史、病史、治疗史等内容。第一列为需要比较的变量,最后一列是该变量是否有差异。

基线特征表有以下不同的形式。

在干预性研究中,无论随机对照试验还是疗效比较类的观察性研究,按"试验组"和"对照组"分组展示基线信息,当分组不止两组时,应按照所有组别展示基线信息。

在前瞻性观察性研究中, 比如队列研究设计的临床研究, 一般按不同的暴露因素分组,如"吸烟组"与"不吸烟组";有时会按照暴露因子的不同水平分组,如"不喝咖啡组""偶尔喝咖啡组""每日喝一杯组""每日喝2杯以上组"。

在病例 - 对照设计的观察性研究中,一般按照"结果"分组,分"病例组"和"对照组",比如在探讨肺癌的危险因素的病例 - 对照研究中,把患者分为"肺癌组"和"不患肺癌组"。

单臂研究中,可将所有研究人群作为单组描述基线特征。基线特征的描述与比较,须依据变量的不同类型(如连续型变量、分类变量、正态分布、非正态分布),组别数(两组、三组及以上)选择相应的描述统计和假设检验方法。正态分布连续变量采用"均数±标准差"表示,非正态分布连续变量使用"中位数(四分位数间距或最小值~最大值)"描述。

两组正态分布连续变量比较时采用 t 检验,非正态分布连续变量比较采用 Wilcoxon 秩和检验;三组或三组以上正态分布连续变量比较时采用方差分析,非正态分布连续变量比较采用 Kruskal-Wallis 检验。分类变量采用"频数(百分比)"描述,卡方检验评估组间均衡性,有序分类变量采用秩和检验描述组间均衡性。也有一些研究采用标化的组间差值或者 Hodges-Lehmann 估计数评估两组间基线特征差异的大小。

第一节 基线特征表数据

```
library(foreign)
DEMO_F <- read.xport("DEMO_F.XPT")# 导入数据文件
# 提取列子集
DEMO <- DEMO_F[c("SEQN",
                 "RIAGENDR",
                 "RIDAGEYR",
```

```
                              "RIDRETH1",
                              "DMDEDUC2",
                              "INDFMPIR")]
BPX_F <- read.xport("BPX_F.XPT")# 导入数据文件
# 提取列子集
BPX <- BPX_F[c("SEQN",
               "BPXSY1",
               "BPXSY2",
               "BPXSY3",
               "BPXDI1",
               "BPXDI1",
               "BPXDI1")]
BPX$BPSysAve <- round(apply(BPX[, c(2, 3, 4)], 1, mean, na.rm = T),
                      digits = 0)
BPX$BPDiaAve <- round(apply(BPX[, c(5, 6, 7)], 1, mean, na.rm = T),
                      digits = 0)
BMX_F <- read.xport("BMX_F.XPT")# 导入数据文件
# 提取列子集
BMX <- BMX_F[c("SEQN", "BMXBMI", "BMXWAIST")]


PAQ_F <- read.xport("PAQ_F.XPT")# 导入数据文件
# 提取列子集
PAQ <- PAQ_F[c("SEQN", "PAQ650", "PAQ665")]


SMQ_F <- read.xport("SMQ_F.XPT")# 导入数据文件
# 提取列子集
SMQ <- SMQ_F[c("SEQN", "SMQ040")]
# 多个数据框合并
multimerge <- function(dat = list(), ...) {
  if (length(dat) < 2)
    return(as.data.frame(dat))
  mergedat <- dat[[1]]
  dat[[1]] <- NULL
  for (i in dat) {
    mergedat <- merge(all = TRUE, mergedat, i, ...)
  }
  return(mergedat)
}# all=TRUE,保留全部原始数据
```

```r
data <- multimerge(list(DEMO, BMX, BPX, PAQ, SMQ))
# 选取子集
#RIDAGEYR- 年龄:21-80 岁之间的成年人
#RIDRETH1- 民族:"Other Hispanic","Non-Hispanic White","Non-Hispanic Black"
#BMXBMI- 体重指数≥ 18.5
#DMDEDUC2- 教育水平 - 成年人 20+≤ 5
datsub <- subset(
  data,
  (RIDRETH1 >= 2 & RIDRETH1 <= 4)
  & RIDAGEYR >= 21 & BMXBMI >= 18.5 & PAQ650 <= 2 &
    PAQ665 <= 2 & DMDEDUC2 <= 5
)
#datsub=na.omit(datsub)
# 更改因子水平标签
dat <- within(datsub, {
  RIAGENDR <- factor(RIAGENDR, labels = c("Male", "Fmale"))
  RIDRETH1 <- factor(RIDRETH1,
                     labels = c("Hispanic",
                                "Non-His White", "Non-His Black"))
  DMDEDUC2 <-
    factor(
      DMDEDUC2,
      labels = c(
        "<High school",
        "<High school",
        "High school or GED",
        "Some cillege",
        "College graduate"
      )
    )
  PAQ650 <- factor(PAQ650, labels = c("Yes", "No"))
  PAQ665 <- factor(PAQ665, labels = c("Yes", "No"))
})
# 更改变量标签
dat$BMI <- dat$BMXBMI
dat$"Age_years" <- dat$RIDAGEYR
dat$Vract <- dat$PAQ650
dat$Vract <- factor(dat$Vract, levels <- c("No", "Yes"))
```

```
dat$Mract <- dat$PAQ665
dat$Mract <- factor(dat$Mract, levels <- c("No", "Yes"))
dat$Sex <- dat$RIAGENDR
dat$Sex <- factor(dat$Sex, levels <- c("Fmale", "Male"))
dat$Race <- as.character(dat$RIDRETH1)# 修改原变量属性
dat$Race <- factor(dat$Race,
                   levels <- c ("Non-His White", "Non-His Black",
"Hispanic"))
dat$Education <- dat$DMDEDUC2
# 创建分类变量
dat$Smoking <- ifelse(dat$SMQ040 == 3, "Non-smoker",
                      ifelse((dat$SMQ040 == 1 | dat$SMQ040 == 2),
                             "Current smoker", NA))
dat$Smoking <- factor(dat$Smoking,
                      levels <- c("Non-smoker", "Current smoker"))
dat$Age = ifelse(
  dat$RIDAGEYR >= 21 & dat$RIDAGEYR <= 40,
  "21-40",
  ifelse(
    dat$RIDAGEYR > 40 & dat$RIDAGEYR <= 60,
    "41-60",
    ifelse(dat$RIDAGEYR > 60, "61_80", NA)
  )
)
dat$Age <- factor(dat$Age)
dat$Iprat = ifelse(
  dat$INDFMPIR < 1.0,
  "<1.0",
  ifelse(
    dat$INDFMPIR >= 1.0 & dat$INDFMPIR <= 1.9,
    "1.0-1.9",
    ifelse(
      dat$INDFMPIR >= 1.9 & dat$INDFMPIR < 4.0,
      "2.0-3.9",
      ifelse(dat$INDFMPIR >= 4.0, ">=4.0", NA)
    )
  )
)
```

```
dat$Iprat <-
  factor(dat$Iprat, levels <-
           c("<1.0", "1.0-1.9", "2.0-3.9", ">=4.0"))
dat$BMI_WHO <- ifelse(
  dat$BMXBMI < 25,
  "Normal weight",
  ifelse(
    dat$BMXBMI >= 25 & dat$BMXBMI < 30,
    "Overweight",
    ifelse(dat$BMXBMI >= 30, "Obese", NA)
  )
)
dat$BMI_WHO <-
  factor(dat$BMI_WHO, levels <-
           c("Normal weight", "Overweight", "Obese"))
dat$WC <- ifelse((
  dat$BMXWAIST > 102 & dat$RIAGENDR == "Male" |
    dat$BMXWAIST > 88 & dat$RIAGENDR == "Female"
),
"High Risk",
"Low Risk"
)
dat$WC <- factor(dat$WC, levels <- c("Low Risk", "High Risk"))
dat$Hypertension <-
  ifelse(dat$BPSysAve >= 140 | dat$BPDiaAve >= 90, "1", "0")
dat$Hypertension <- factor(dat$Hypertension)

# 创建建模数据
datbas <-
  subset(
    dat,
    select = c(
      "Age_years",
      "Age",
      "Sex",
      "BMI_WHO",
      "RIDRETH1",
      "BPSysAve",
```

```
    "Smoking",
    "BPDiaAve",
    "BMI",
    "Hypertension"
))
```

第二节　基线特征表

1. 总样本人群的基线特征

```
library(compareGroups)
descrTable(~ ., data = datbas)
##
## --------Summary descriptives table ---------
##
##  _____
##                          [ALL]          N
##                          N=4404
## - - - - - - - - - - - - - - - - - - - - -
## Age_years              50.9 (17.7)      4404
## Age:                                    4404
##     21-40              1451 (32.9%)
##     41-60              1484 (33.7%)
##     61_80              1469 (33.4%)
## Sex:                                    4404
##     Fmale              2263 (51.4%)
##     Male               2141 (48.6%)
## BMI_WHO:                                4404
##     Normal weight      1197 (27.2%)
##     Overweight         1467 (33.3%)
##     Obese              1740 (39.5%)
## RIDRETH1:                               4404
##     Hispanic           595 (13.5%)
##     Non-His White      2761 (62.7%)
##     Non-His Black      1048 (23.8%)
## BPSysAve               123 (18.4)       4214
## Smoking:                                2166
```

```
##        Non-smoker        1163 (53.7%)
##        Current smoker  1003 (46.3%)
## BPDiaAve              70.1 (13.1)    4060
## BMI                   29.5 (6.97)    4404
## Hypertension：                       4105
##        0              3288 (80.1%)
##        1              817 (19.9%)
## - - - - - - - - - - - - - - - - - -
```

~ 的左边为分组变量或不填变量,不填变量则计算总研究人群的基线特征,并且不进行统计检验;~ 的右边为基线特征表中需要统计分析的变量, 如果没填变量仅出现一个, 则默认数据集的全部变量进行统计。

2. 选择分组变量

(1)两组

```
descrTable(Hypertension ~ ., data = datbas)
##
## --------Summary descriptives table by 'Hypertension'---------
##
##    _____
##                      0              1        p.overall
##                    N=3288         N=817
## - - - - - - - - - - - - - - - - - - - - - - - - - - - -
## Age_years        48.6 (17.5)   61.7 (14.7)    <0.001
## Age：                                          <0.001
##      21-40        1249 (38.0%) 82 (10.0%)
##      41-60        1108 (33.7%) 272 (33.3%)
##      61_80        931 (28.3%)  463 (56.7%)
## Sex：                                          0.003
##      Fmale        1707 (51.9%) 376 (46.0%)
##      Male         1581 (48.1%) 441 (54.0%)
## BMI_WHO：                                      <0.001
##      Normal weight 942 (28.6%)  179 (21.9%)
##      Overweight   1087 (33.1%) 288 (35.3%)
##      Obese        1259 (38.3%) 350 (42.8%)
## RIDRETH1：                                     <0.001
##      Hispanic     461 (14.0%)  90 (11.0%)
##      Non-His White 2129 (64.8%) 472 (57.8%)
##      Non-His Black 698 (21.2%)  255 (31.2%)
## BPSysAve         117 (11.6)    150 (16.1)     <0.001
```

```
## Smoking:                                          0.001
##     Non-smoker      841 (52.4%)  258 (62.0%)
##     Current smoker 764 (47.6%)  158 (38.0%)
## BPDiaAve            68.1 (11.4)  78.7 (16.0)      <0.001
## BMI                 29.2 (6.76)  30.0 (6.91)      0.003
## - - - - - - - - - - - - - - - - - - - - - - - - - - - -
```

(2)多组

```
descrTable(BMI_WHO ~ ., data = datbas)
##
## --------Summary descriptives table by 'BMI_WHO'---------
##
## _____
##                  Normal weight  Overweight      Obese    p.overall
##                    N=1197         N=1467        N=1740
## - - - - - - - - - - - - - - - - - - - - - - - - - - - -
## Age_years        47.8 (19.1)  52.6 (17.6)  51.7 (16.5)    <0.001
## Age:                                                      <0.001
##     21-40        496 (41.4%)  426 (29.0%)  529 (30.4%)
##     41-60        358 (29.9%)  497 (33.9%)  629 (36.1%)
##     61_80        343 (28.7%)  544 (37.1%)  582 (33.4%)
## Sex:                                                      <0.001
##     Fmale        653 (54.6%)  656 (44.7%)  954 (54.8%)
##     Male         544 (45.4%)  811 (55.3%)  786 (45.2%)
## RIDRETH1:                                                 <0.001
##     Hispanic     147 (12.3%)  226 (15.4%)  222 (12.8%)
##     Non-His White 817 (68.3%)  942 (64.2%) 1002 (57.6%)
##     Non-His Black 233 (19.5%)  299 (20.4%)  516 (29.7%)
## BPSysAve         120 (19.3)   124 (18.1)    125 (17.7)    <0.001
## Smoking:                                                  <0.001
##     Non-smoker   254 (42.3%)  418 (56.1%)  491 (59.9%)
##     Current smoker 347 (57.7%)  327 (43.9%)  329 (40.1%)
## BPDiaAve         68.5 (11.9)  70.0 (13.2)  71.3 (13.6)    <0.001
## BMI              22.4 (1.73)  27.4 (1.42)  36.1 (6.09)    0.000
## Hypertension:                                             <0.001
##     0            942 (84.0%) 1087 (79.1%) 1259 (78.2%)
##     1            179 (16.0%)  288 (20.9%)  350 (21.8%)
## - - - - - - - - - - - - - - - - - - - - - - - - - - - -
##
```

3. 选择变量
如果只有一个变量出现在 ~ 的左侧，将使用数据帧中的所有变量。
```
descrTable(Hypertension ~ ., data = datbas)
##
## --------Summary descriptives table by 'Hypertension'---------
##
## _____
##                           0            1         p.overall
##                         N=3288       N=817
## - - - - - - - - - - - - - - - - - - - - - - - - - - - - - -
## Age_years              48.6 (17.5)  61.7 (14.7)  <0.001
## Age:                                             <0.001
##      21-40             1249 (38.0%) 82 (10.0%)
##      41-60             1108 (33.7%) 272 (33.3%)
##      61_80             931 (28.3%)  463 (56.7%)
## Sex:                                             0.003
##      Fmale             1707 (51.9%) 376 (46.0%)
##      Male              1581 (48.1%) 441 (54.0%)
## BMI_WHO:                                         <0.001
##      Normal weight     942 (28.6%)  179 (21.9%)
##      Overweight        1087 (33.1%) 288 (35.3%)
##      Obese             1259 (38.3%) 350 (42.8%)
## RIDRETH1:                                        <0.001
##      Hispanic          461 (14.0%)  90 (11.0%)
##      Non-His White     2129 (64.8%) 472 (57.8%)
##      Non-His Black     698 (21.2%)  255 (31.2%)
## BPSysAve               117 (11.6)   150 (16.1)   <0.001
## Smoking:                                         0.001
##      Non-smoker        841 (52.4%)  258 (62.0%)
##      Current smoker    764 (47.6%)  158 (38.0%)
## BPDiaAve               68.1 (11.4)  78.7 (16.0)  <0.001
## BMI                    29.2 (6.76)  30.0 (6.91)  0.003
## - - - - - - - - - - - - - - - - - - - - - - - - - - - - - -
```
从分析中删除变量 BMI,在公式中使用 -
```
descrTable(Hypertension ~ . - BMI, data = datbas)
##
## --------Summary descriptives table by 'Hypertension'---------
##
```

```
##   _____
##                            0            1        p.overall
##                          N=3288       N=817
##   - - - - - - - - - - - - - - - - - - - - - - - - - - - - - - -
## Age_years            48.6 (17.5)  61.7 (14.7)    <0.001
## Age:                                             <0.001
##       21-40           1249 (38.0%) 82 (10.0%)
##       41-60           1108 (33.7%) 272 (33.3%)
##       61_80            931 (28.3%) 463 (56.7%)
## Sex:                                              0.003
##       Fmale           1707 (51.9%) 376 (46.0%)
##       Male            1581 (48.1%) 441 (54.0%)
## BMI_WHO:                                         <0.001
##       Normal weight   942 (28.6%)  179 (21.9%)
##       Overweight      1087 (33.1%) 288 (35.3%)
##       Obese           1259 (38.3%) 350 (42.8%)
## RIDRETH1:                                        <0.001
##       Hispanic        461 (14.0%)  90 (11.0%)
##       Non-His White   2129 (64.8%) 472 (57.8%)
##       Non-His Black   698 (21.2%)  255 (31.2%)
## BPSysAve              117 (11.6)   150 (16.1)     <0.001
## Smoking:                                          0.001
##       Non-smoker      841 (52.4%)  258 (62.0%)
##       Current smoker  764 (47.6%)  158 (38.0%)
## BPDiaAve              68.1 (11.4)  78.7 (16.0)    <0.001
##   - - - - - - - - - - - - - - - - - - - - - - - - - - - - - - -
```

选择解释性变量(例如,Age_years、Sex 和 BMI_WHO)

```
descrTable(Hypertension ~ Age_years + Sex + BMI_WHO, data = datbas)
##
## --------Summary descriptives table by 'Hypertension'---------
##
##   _____
##                            0            1        p.overall
##                          N=3288       N=817
##   - - - - - - - - - - - - - - - - - - - - - - - - - - - - - - -
## Age_years            48.6 (17.5)  61.7 (14.7)    <0.001
## Sex:                                              0.003
##       Fmale           1707 (51.9%) 376 (46.0%)
```

```
##      Male             1581 (48.1%) 441 (54.0%)
## BMI_WHO:                                         <0.001
##      Normal weight 942 (28.6%)  179 (21.9%)
##      Overweight    1087 (33.1%) 288 (35.3%)
##      Obese         1259 (38.3%) 350 (42.8%)
## - - - - - - - - - - - - - - - - - - - - - - - - - - - - - - - - - -
```

4. 选择亚组人群

只选取女性进行分析。

```
descrTable(Hypertension ~ ., data = datbas,
           subset = Sex == "Fmale")
##
## --------Summary descriptives table by 'Hypertension'---------
##
##      _____
##
##                         0           1        p.overall
##                       N=1707      N=376
## - - - - - - - - - - - - - - - - - - - - - - - - - - - - - - - - - -
## Age_years          47.9 (17.4)  64.3 (13.8)   <0.001
## Age:                                          <0.001
##      21-40          672 (39.4%)  27 (7.18%)
##      41-60          583 (34.2%)  106 (28.2%)
##      61_80          452 (26.5%)  243 (64.6%)
## Sex: Fmale          1707 (100%)  376 (100%)    .
## BMI_WHO:                                      0.004
##      Normal weight 518 (30.3%)  85 (22.6%)
##      Overweight    501 (29.3%)  110 (29.3%)
##      Obese         688 (40.3%)  181 (48.1%)
## RIDRETH1:                                     <0.001
##      Hispanic      251 (14.7%)  47 (12.5%)
##      Non-His White 1099 (64.4%) 215 (57.2%)
##      Non-His Black 357 (20.9%)  114 (30.3%)
## BPSysAve            115 (12.3)   153 (16.6)    <0.001
## Smoking:                                      <0.001
##      Non-smoker    345 (47.1%)  105 (68.2%)
##      Current smoker 387 (52.9%) 49 (31.8%)
## BPDiaAve           66.9 (11.4)  76.1 (16.1)    <0.001
## BMI                29.6 (7.45)  30.8 (7.75)    0.009
## - - - - - - - - - - - - - - - - - - - - - - - - - - - - - - - - - -
##
```

5. 在亚组人群基础上选取特定变量,对特定变量(如年龄和 BMI)进行子集划分

```
descrTable(
  Hypertension ~ .,
  data = datbas,
  selec = list(Age_years = Sex == "Fmale",
               BMI = Age_years > 50)
)
##
## --------Summary descriptives table by 'Hypertension'---------
##
##
## _____
##                            0           1        p.overall
##                         N=3288       N=817
## - - - - - - - - - - - - - - - - - - - - - - - - - - - - -
## Age_years           47.9 (17.4)  64.3 (13.8)    <0.001
## Age:                                            <0.001
##      21-40          1249 (38.0%) 82 (10.0%)
##      41-60          1108 (33.7%) 272 (33.3%)
##      61_80          931 (28.3%)  463 (56.7%)
## Sex:                                            0.003
##      Fmale          1707 (51.9%) 376 (46.0%)
##      Male           1581 (48.1%) 441 (54.0%)
## BMI_WHO:                                        <0.001
##      Normal weight  942 (28.6%)  179 (21.9%)
##      Overweight     1087 (33.1%) 288 (35.3%)
##      Obese          1259 (38.3%) 350 (42.8%)
## RIDRETH1:                                       <0.001
##      Hispanic       461 (14.0%)  90 (11.0%)
##      Non-His White  2129 (64.8%) 472 (57.8%)
##      Non-His Black  698 (21.2%)  255 (31.2%)
## BPSysAve             117 (11.6)  150 (16.1)     <0.001
## Smoking:                                        0.001
##      Non-smoker     841 (52.4%)  258 (62.0%)
##      Current smoker 764 (47.6%)  158 (38.0%)
## BPDiaAve             68.1 (11.4) 78.7 (16.0)    <0.001
## BMI                  29.7 (6.29) 29.4 (6.28)    0.221
## - - - - - - - - - - - - - - - - - - - - - - - - - - - - -
##
```

在这种情况下,年龄分布是在女性中计算的,而 BMI 是在 50 岁以上的人群中计算

的。

```
descrTable(
  Hypertension ~ Age_years + Sex + BMI_WHO + BMI + BMI,
  data = datbas,
  selec = list(BMI.1 = !is.na(Smoking))
)
##
## --------Summary descriptives table by 'Hypertension'---------
##
##  _____
##                          0            1         p.overall
##                       N=3288       N=817
## - - - - - - - - - - - - - - - - - - - - - - - - - - - - - -
## Age_years          48.6 (17.5)  61.7 (14.7)     <0.001
## Sex:                                             0.003
##      Fmale         1707 (51.9%) 376 (46.0%)
##      Male          1581 (48.1%) 441 (54.0%)
## BMI_WHO:                                         <0.001
##      Normal weight 942 (28.6%)  179 (21.9%)
##      Overweight    1087 (33.1%) 288 (35.3%)
##      Obese         1259 (38.3%) 350 (42.8%)
## BMI                29.2 (6.76)  30.0 (6.91)      0.003
## BMI                29.0 (6.66)  29.8 (6.27)      0.028
## - - - - - - - - - - - - - - - - - - - - - - - - - - - - - -
```

第一个 BMI 数据表示所有患者的 BMI 结果，第二个 BMI 数据是报告 Smoking 变量中排除缺失值时研究患者的 BMI 结果。

```
descrTable(
  Hypertension ~ BPSysAve + BMI + BMI,
  data = datbas,
  selec = list(BMI.1 = Smoking == 'Current smoker')
)
##
## --------Summary descriptives table by 'Hypertension'---------
##
##  _____
##                  0           1        p.overall
##               N=3288       N=817
## - - - - - - - - - - - - - - - - - - - - - - - - - - - - - -
```

```
## BPSysAve 117 (11.6)  150 (16.1)   <0.001
## BMI      29.2 (6.76) 30.0 (6.91)   0.003
## BMI      28.2 (6.83) 29.3 (6.67)   0.061
## - - - - - - - - - - - - - - - - - - - - - - - - - - - -
##
```

在这种情况下,将报告所有参与者的 BMI 结果,也只报告目前吸烟的参与者。请注意,selec 中的"BMI.1"是指 BMI 第二次出现在公式中。

6. 连续变量的统计检验

默认情况下,连续变量认为是正态分布变量,在生成基线特征表时,将使用均值 + 标准差描述连续变量。如果要指定某一连续变量为非正态分布变量,比如说指定 BMI 为非正态分布变量,则:

```
descrTable(Hypertension ~ ., data = datbas,
          method = c(BMI = 2))
```

```
##
## --------Summary descriptives table by 'Hypertension'---------
##
##
## _____
##
##                              0           1        p.overall
##                           N=3288       N=817
## - - - - - - - - - - - - - - - - - - - - - - - - - - - - -
## Age_years            48.6 (17.5)   61.7 (14.7)     <0.001
## Age:                                               <0.001
##      21-40          1249 (38.0%)    82 (10.0%)
##      41-60          1108 (33.7%)   272 (33.3%)
##      61_80           931 (28.3%)   463 (56.7%)
## Sex:                                                0.003
##      Fmale          1707 (51.9%)   376 (46.0%)
##      Male           1581 (48.1%)   441 (54.0%)
## BMI_WHO:                                           <0.001
##      Normal weight   942 (28.6%)   179 (21.9%)
##      Overweight     1087 (33.1%)   288 (35.3%)
##      Obese          1259 (38.3%)   350 (42.8%)
## RIDRETH1:                                          <0.001
##      Hispanic        461 (14.0%)    90 (11.0%)
##      Non-His White  2129 (64.8%)   472 (57.8%)
##      Non-His Black   698 (21.2%)   255 (31.2%)
## BPSysAve              117 (11.6)    150 (16.1)     <0.001
## Smoking:                                            0.001
##      Non-smoker      841 (52.4%)   258 (62.0%)
```

```
##       Current smoker    764 (47.6%)       158 (38.0%)
## BPDiaAve                68.1 (11.4)        78.7 (16.0)      <0.001
## BMI                     28.2 [24.4;32.6] 29.0 [25.6;33.3]   <0.001
## - - - - - - - - - - - - - - - - - - - - - - - - - - - - - - -
```

method 中的数字与字母："1"表示正态分布；"2"表示连续非正态；"3"表示分类变量；"NA"表示执行 Shapiro-Wilks 检验来确定是正态还是非正态分布，默认值为 1。如果参数 method 使用的是 NA，还可以使用 alpha 参数来指定统计学意义的阈值。

非正态分布的连续变量，中值和四分位数 Q1 和 Q3 将显示在最终结果中。

```
# 获得 2.5%和 97.5%百分位数
descrTable(
  Hypertension ~ .,
  data = datbas,
  method = c(BMI = 2),
  Q1 = 0.025,
  Q3 = 0.975
)
##
## --------Summary descriptives table by 'Hypertension'---------
##
##  _____
##                          0                 1           p.overall
##                        N=3288            N=817
## - - - - - - - - - - - - - - - - - - - - - - - - - - - - - - -
## Age_years              48.6 (17.5)       61.7 (14.7)      <0.001
## Age:                                                       <0.001
##      21-40            1249 (38.0%)        82 (10.0%)
##      41-60            1108 (33.7%)       272 (33.3%)
##      61_80             931 (28.3%)       463 (56.7%)
## Sex:                                                       0.003
##      Fmale            1707 (51.9%)       376 (46.0%)
##      Male             1581 (48.1%)       441 (54.0%)
## BMI_WHO:                                                   <0.001
##      Normal weight     942 (28.6%)       179 (21.9%)
##      Overweight       1087 (33.1%)       288 (35.3%)
##      Obese            1259 (38.3%)       350 (42.8%)
## RIDRETH1:                                                  <0.001
##      Hispanic          461 (14.0%)        90 (11.0%)
##      Non-His White    2129 (64.8%)       472 (57.8%)
```

```
##      Non-His Black     698 (21.2%)        255 (31.2%)
## BPSysAve                117 (11.6)         150 (16.1)          <0.001
## Smoking:                                                       0.001
##      Non-smoker        841 (52.4%)        258 (62.0%)
##      Current smoker    764 (47.6%)        158 (38.0%)
## BPDiaAve                68.1 (11.4)        78.7 (16.0)          <0.001
## BMI                     28.2 [19.8;45.7] 29.0 [20.0;46.3]      <0.001
## - - - - - - - - - - - - - - - - - - - - - - - - - - - - - -
```

7. 绘制分层基线特征表

绘制分层基线特征表的函数为 strataTable() 函数。先使用 descrTable() 函数绘制一个基线表,再使用 strataTable() 函数绘制分层基线特征表。

```
restab <- descrTable(Hypertension ~ . - Sex, data = datbas)
strataTable(restab, "Sex")
##
## --------Summary descriptives table ---------
##
## _____
##                          Fmale                      Male
##                 _____   _____
##                  0         1      p.overall   0         1      p.overall
##                 N=1707    N=376               N=1581    N=441
## - - - - - - - - - - - - - - - - - - - - - - - - - - - - - - - - - -
## Age_years       47.9 (17.4) 64.3 (13.8)  <0.001  49.3 (17.5) 59.5 (15.0)  <0.001
## Age:                                  <0.001                        <0.001
##      21-40      672 (39.4%) 27 (7.18%)          577 (36.5%) 55 (12.5%)
##      41-60      583 (34.2%) 106 (28.2%)         525 (33.2%) 166 (37.6%)
##      61_80      452 (26.5%) 243 (64.6%)         479 (30.3%) 220 (49.9%)
## BMI_WHO:                              0.004                         0.063
##      Normal weight 518 (30.3%) 85 (22.6%)       424 (26.8%) 94 (21.3%)
##      Overweight 501 (29.3%) 110 (29.3%)         586 (37.1%) 178 (40.4%)
##      Obese      688 (40.3%) 181 (48.1%)         571 (36.1%) 169 (38.3%)
## RIDRETH1:                             <0.001                        <0.001
##      Hispanic   251 (14.7%) 47 (12.5%)          210 (13.3%) 43 (9.75%)
##      Non-His White 1099 (64.4%) 215 (57.2%)     1030 (65.1%) 257 (58.3%)
##      Non-His Black 357 (20.9%) 114 (30.3%)      341 (21.6%) 141 (32.0%)
## BPSysAve        115 (12.3) 153 (16.6)   <0.001  119 (10.4) 149 (15.4)   <0.001
## Smoking:                              <0.001                         0.702
##      Non-smoker 345 (47.1%) 105 (68.2%)         496 (56.8%) 153 (58.4%)
```

```
##    Current smoker 387 (52.9%)  49 (31.8%)        377 (43.2%) 109 (41.6%)
## BPDiaAve            66.9 (11.4)  76.1 (16.1)  <0.001   69.3 (11.2) 80.9 (15.6)  <0.001
## BMI                 29.6 (7.45)  30.8 (7.75)  0.009    28.8 (5.91) 29.4 (6.04)  0.082
## - - - - - - - - - - - - - - - - - - - - - - - - - - - - - - - - - - - - - - - -
```

8. 比值比和危险比

当响应变量为二分类变量时,参数 show.ratio=TRUE 可以显示比值比(OR)。如果响应变量为事件发生时间,则显示危险比(HR)。

descrTable(Hypertension ~ ., data = datbas, show.ratio = TRUE)

```
##
## --------Summary descriptives table by 'Hypertension'---------
##
##     _____
##
##                        0            1           OR         p.ratio p.overall
##                      N=3288       N=817
## - - - - - - - - - - - - - - - - - - - - - - - - - - - - - - - - - - - - - - - -
## Age_years          48.6 (17.5)  61.7 (14.7) 1.05 [1.04;1.05] <0.001    <0.001
## Age:                                                                   <0.001
##     21-40          1249 (38.0%)  82 (10.0%)    Ref.        Ref.
##     41-60          1108 (33.7%) 272 (33.3%) 3.73 [2.89;4.87] 0.000
##     61_80           931 (28.3%) 463 (56.7%) 7.56 [5.92;9.76] 0.000
## Sex:                                                                   0.003
##     Fmale          1707 (51.9%) 376 (46.0%)    Ref.        Ref.
##     Male           1581 (48.1%) 441 (54.0%) 1.27 [1.09;1.48] 0.003
## BMI_WHO:                                                               <0.001
##     Normal weight   942 (28.6%) 179 (21.9%)    Ref.        Ref.
##     Overweight     1087 (33.1%) 288 (35.3%) 1.39 [1.14;1.71] 0.001
##     Obese          1259 (38.3%) 350 (42.8%) 1.46 [1.20;1.79] <0.001
## RIDRETH1:                                                              <0.001
##     Hispanic        461 (14.0%)  90 (11.0%)    Ref.        Ref.
##     Non-His White  2129 (64.8%) 472 (57.8%) 1.13 [0.89;1.46] 0.313
##     Non-His Black   698 (21.2%) 255 (31.2%) 1.87 [1.43;2.45] <0.001
## BPSysAve            117 (11.6)  150 (16.1)  1.31 [1.28;1.34] <0.001    <0.001
## Smoking:                                                               0.001
##     Non-smoker      841 (52.4%) 258 (62.0%)    Ref.        Ref.
##     Current smoker  764 (47.6%) 158 (38.0%) 0.67 [0.54;0.84] <0.001
## BPDiaAve           68.1 (11.4)  78.7 (16.0) 1.08 [1.07;1.09] <0.001    <0.001
## BMI                29.2 (6.76)  30.0 (6.91) 1.02 [1.01;1.03] 0.003     0.003
## - - - - - - - - - - - - - - - - - - - - - - - - - - - - - - - - - - - - - - - -
##
```

#digitals.ratio:危险比的小数位数可以通过 digitals.ratio 参数更改:
#show.ratio=TRUE, digits.ratio= 3

9. 显示选项

(1)隐藏

如果解释变量是二分类变量,其中一个类别通常隐藏在显示的结果中(即如果 48%是男性,显然 52%是女性)。要隐藏某些类别,例如"男性":

```
descrTable(Hypertension ~ Age_years + Sex + BMI_WHO,
          hide = c(Sex = "Male"),
          data = datbas)
```

```
##
## --------Summary descriptives table by 'Hypertension'---------
##
##  _____
##
##                           0          1        p.overall
##                        N=3288      N=817
## - - - - - - - - - - - - - - - - - - - - - - - - - - - - -
## Age_years           48.6 (17.5)  61.7 (14.7)   <0.001
## Sex: Fmale          1707 (51.9%) 376 (46.0%)    0.003
## BMI_WHO:                                       <0.001
##     Normal weight   942 (28.6%)  179 (21.9%)
##     Overweight      1087 (33.1%) 288 (35.3%)
##     Obese           1259 (38.3%) 350 (42.8%)
## - - - - - - - - - - - - - - - - - - - - - - - - - - - - -
```

类似地,从 yes-no 变量中隐藏"no"类别,使用参数 hide.no='no'。

(2)数字:显示在结果中的数字数量可以更改

```
descrTable(
  Hypertension ~ Age_years + Sex + BMI_WHO,
  digits = c(Age_years = 2, Sex = 3),
  data = datbas
)
```

```
##
## --------Summary descriptives table by 'Hypertension'---------
##
##  _____
##
##                           0          1        p.overall
##                        N=3288      N=817
## - - - - - - - - - - - - - - - - - - - - - - - - - - - - -
## Age_years          48.58 (17.47) 61.70 (14.69)  <0.001
```

```
## Sex:                                              0.003
##      Fmale            1707 (51.916%) 376 (46.022%)
##      Male             1581 (48.084%) 441 (53.978%)
## BMI_WHO:                                         <0.001
##      Normal weight  942 (28.6%)     179 (21.9%)
##      Overweight     1087 (33.1%)    288 (35.3%)
##      Obese          1259 (38.3%)    350 (42.8%)
## - - - - - - - - - - - - - - - - - - - - - - - - - -
```

年龄的平均值和标准差设置为两位小数,性别的百分比设置为三位小数。

(3)type

默认情况下,分类变量按频率和百分比进行汇总。可以通过类型参数进行更改。

```
descrTable(Hypertension ~ Age_years + Sex + BMI_WHO,
        type = 1,
        data = datbas)# 只显示百分比
##
## --------Summary descriptives table by 'Hypertension'---------
##
##   _____
##                        0         1       p.overall
##                     N=3288     N=817
## - - - - - - - - - - - - - - - - - - - - - - - - - -
## Age_years        48.6 (17.5) 61.7 (14.7)   <0.001
## Sex:                                        0.003
##      Fmale          51.9%     46.0%
##      Male           48.1%     54.0%
## BMI_WHO:                                   <0.001
##      Normal weight  28.6%     21.9%
##      Overweight     33.1%     35.3%
##      Obese          38.3%     42.8%
## - - - - - - - - - - - - - - - - - - - - - - - - - -
descrTable(Hypertension ~ Age_years + Sex + BMI_WHO,
        type = 3,
        data = datbas) #仅显示频率。
##
## --------Summary descriptives table by 'Hypertension'---------
##
##   _____
##                        0         1       p.overall
```

```
##                          N=3288         N=817
## - - - - - - - - - - - - - - - - - - - - - - - - - - - - - -
## Age_years              48.6 (17.5) 61.7 (14.7)   <0.001
## Sex:                                              0.003
##      Fmale               1707          376
##      Male                1581          441
## BMI_WHO:                                         <0.001
##      Normal weight        942          179
##      Overweight          1087          288
##      Obese               1259          350
## - - - - - - - - - - - - - - - - - - - - - - - - - - - - - -
```

type=2 或 NA 返回相同的结果,即默认选项。

(4)show.n

如果选项 show.n 设置为 TRUE,则结果中会出现一列,其中包含每个变量的可用个数。

```
descrTable(Hypertension ~ Age_years + Sex + BMI_WHO,
          show.n = TRUE,
          data = datbas)
##
## --------Summary descriptives table by 'Hypertension'---------
##
## _____
##                          0            1        p.overall   N
##                        N=3288       N=817
## - - - - - - - - - - - - - - - - - - - - - - - - - - - - - -
## Age_years            48.6 (17.5)  61.7 (14.7)   <0.001    4105
## Sex:                                             0.003    4105
##      Fmale           1707 (51.9%) 376 (46.0%)
##      Male            1581 (48.1%) 441 (54.0%)
## BMI_WHO:                                        <0.001    4105
##      Normal weight    942 (28.6%)  179 (21.9%)
##      Overweight      1087 (33.1%) 288 (35.3%)
##      Obese           1259 (38.3%) 350 (42.8%)
## - - - - - - - - - - - - - - - - - - - - - - - - - - - - - -
```

(5)按组报告描述以及整个队列的描述

如果 show.all 参数设置为 TRUE,则包含整个队列的描述。

```
descrTable(Hypertension ~ Age_years + Sex + BMI_WHO,
          show.all = TRUE,
```

```
            data = datbas)
##
## --------Summary descriptives table by 'Hypertension'---------
##
##  _____
##                       [ALL]         0            1        p.overall
##                      N=4105      N=3288       N=817
## - - - - - - - - - - - - - - - - - - - - - - - - - - - - - - - - -
## Age_years        51.2 (17.7)  48.6 (17.5)  61.7 (14.7)    <0.001
## Sex:                                                       0.003
##     Fmale        2083 (50.7%) 1707 (51.9%) 376 (46.0%)
##     Male         2022 (49.3%) 1581 (48.1%) 441 (54.0%)
## BMI_WHO:                                                   <0.001
##     Normal weight 1121 (27.3%) 942 (28.6%)  179 (21.9%)
##     Overweight   1375 (33.5%) 1087 (33.1%) 288 (35.3%)
##     Obese        1609 (39.2%) 1259 (38.3%) 350 (42.8%)
## - - - - - - - - - - - - - - - - - - - - - - - - - - - - - - - - -
```

(6)show.p.overal

如果 show.p.oversal 参数设置为 FALSE,则从表中省略 p 值。

```
descrTable(Hypertension ~ Age_years + Sex + BMI_WHO,
           show.p.overall = FALSE,
           data = datbas)
##
## --------Summary descriptives table by 'Hypertension'---------
##
##  _____
##                       0            1
##                      N=3288       N=817
## - - - - - - - - - - - - - - - - - - - - - - - - -
## Age_years        48.6 (17.5)  61.7 (14.7)
## Sex:
##     Fmale        1707 (51.9%) 376 (46.0%)
##     Male         1581 (48.1%) 441 (54.0%)
## BMI_WHO:
##     Normal weight 942 (28.6%)  179 (21.9%)
##     Overweight   1087 (33.1%) 288 (35.3%)
##     Obese        1259 (38.3%) 350 (42.8%)
## - - - - - - - - - - - - - - - - - - - - - - - - -
```

（7）show.p.trend

如果响应变量有两个以上的类别,show.p.trend 参数设置为 TRUE, 可以计算趋势的 p 值。

（8）show.p.mul

对于具有两个以上类别的响应变量,如果 show.p.mul 参数设置为 TRUE,可以计算经过多次比较校正的 p 值的成对比较。

（9）缺失值

```
restab <-
  descrTable(Hypertension ~ Age_years + Sex + BMI_WHO, data = datbas)
missingTable(restab, type = 1)
## -------- Summary of results by groups of 'Hypertension'---------
##
##    var       N     p.value method      selection
## 1 Age_years 4105 .         categorical ALL
## 2 Sex       4105 .         categorical ALL
## 3 BMI_WHO   4105 .         categorical ALL
## -----
## Signif. codes: 0 '**' 0.05 '*' 0.1 ' ' 1
##
## --------Missingness table by 'Hypertension'---------
##
## _____
##                0      1    p.overall
##            N=3288 N=817
## - - - - - - - - - - - - - - - - - - - -
## Age_years 0.00%  0.00%      .
## Sex       0.00%  0.00%      .
## BMI_WHO   0.00%  0.00%      .
## - - - - - - - - - - - - - - - - - - - -
```

（10）描述统计

```
summary(restab)
## ---Available data----
##
## _____
##          [ALL] 0    1    method           select Fact OR/HR
## - - - - - - - - - - - - - - - - - - - - - - - - - - - - - - - - -
## Age_years 4105 3288 817 continuous-normal ALL           1
## Sex       4105 3288 817      categorical   ALL           --
```

```
## BMI_WHO    4105  3288 817   categorical    ALL       --
## - - - - - - - - - - - - - - - - - - - - - - - - - - - -
```

参考文献

[1]郭明才,刘文杰,孙源等.R 可视化数据分析[M].青岛:中国海洋大学出版社, 2022.

[2]Spitzer,M.,Wildenhain,J.,Rappsilber,J.,& Tyers,M. (2014). BoxPlotR: a web tool for generation of box plots. Nature Methods,11(2),121‐122.

[3]Clara Lopes Novo,Emily V. Wong & Colin Hockings,Satellite repeat transcripts modulate heterochromatin condensates and safeguard chromosome stability in mouse embryonic stem cells. Nature Communications volume 13, Article number: 3525 (2022).

[4]Ignacio Vázquez-García,Florian Uhlitz & Nicholas Ceglia,Ovarian cancer mutational processes drive site-specific immune evasion,Nature volume 612,pages778‐786 (2022).

[5]R. Gacesa,A. Kurilshikov,A. Vich Vila & T. Sinha,Environmental factors shaping the gut microbiome in a Dutch population,Nature volume 604,pages 732‐739 (2022).

[6]Alejandra Piñón-Gimate,Ulianov Jakes-Cota & Arturo Tripp-Valdez, Assessment of human health risk: Copper and lead concentrations in Stone Scorpionfish (Scorpaena mystes) from the coastal region of Santa Rosalia in the Gulf of California,Mexico,Regional Studies in Marine Science,Volume 34, February 2020.

[7]Spitzer,M.,Wildenhain,J.,Rappsilber,J.,& Tyers,M. (2014). BoxPlotR: a web tool for generation of box plots. Nature Methods,11(2),121‐122.

[8]Giulia Pullano,Laura Di Domenico & Chiara E. Sabbatini,Underdetection of cases of COVID-19 in France threatens epidemic control,Nature volume 590,pages134‐139 (2021).

[9]Yahia,N.,Brown,C. A.,Rapley,M.,& Chung,M. (2016). Level of nutrition knowledge and its association with fat consumption among college students. BMC Public Health,16(1).